Anna Crambert

Blasts auriculaires aériens par explosion

Anna Crambert

Blasts auriculaires aériens par explosion

A propos de 41 cas

Presses Académiques Francophones

Mentions légales / Imprint (applicable pour l'Allemagne seulement / only for Germany)
Information bibliographique publiée par la Deutsche Nationalbibliothek: La Deutsche Nationalbibliothek inscrit cette publication à la Deutsche Nationalbibliografie; des données bibliographiques détaillées sont disponibles sur internet à l'adresse http://dnb.d-nb.de.
Toutes marques et noms de produits mentionnés dans ce livre demeurent sous la protection des marques, des marques déposées et des brevets, et sont des marques ou des marques déposées de leurs détenteurs respectifs. L'utilisation des marques, noms de produits, noms communs, noms commerciaux, descriptions de produits, etc, même sans qu'ils soient mentionnés de façon particulière dans ce livre ne signifie en aucune façon que ces noms peuvent être utilisés sans restriction à l'égard de la législation pour la protection des marques et des marques déposées et pourraient donc être utilisés par quiconque.

Photo de la couverture: www.ingimage.com

Editeur: Presses Académiques Francophones est une marque déposée de
Südwestdeutscher Verlag für Hochschulschriften GmbH & Co. KG
Heinrich-Böcking-Str. 6-8, 66121 Sarrebruck, Allemagne
Téléphone +49 681 37 20 271-1, Fax +49 681 37 20 271-0
Email: info@presses-academiques.com

Produit en Allemagne:
Schaltungsdienst Lange o.H.G., Berlin
Books on Demand GmbH, Norderstedt
Reha GmbH, Saarbrücken
Amazon Distribution GmbH, Leipzig
ISBN: 978-3-8381-7087-9

Imprint (only for USA, GB)
Bibliographic information published by the Deutsche Nationalbibliothek: The Deutsche Nationalbibliothek lists this publication in the Deutsche Nationalbibliografie; detailed bibliographic data are available in the Internet at http://dnb.d-nb.de.
Any brand names and product names mentioned in this book are subject to trademark, brand or patent protection and are trademarks or registered trademarks of their respective holders. The use of brand names, product names, common names, trade names, product descriptions etc. even without a particular marking in this works is in no way to be construed to mean that such names may be regarded as unrestricted in respect of trademark and brand protection legislation and could thus be used by anyone.

Cover image: www.ingimage.com

Publisher: Presses Académiques Francophones is an imprint of the publishing house
Südwestdeutscher Verlag für Hochschulschriften GmbH & Co. KG
Heinrich-Böcking-Str. 6-8, 66121 Saarbrücken, Germany
Phone +49 681 37 20 271-1, Fax +49 681 37 20 271-0
Email: info@presses-academiques.com

Printed in the U.S.A.
Printed in the U.K. by (see last page)
ISBN: 978-3-8381-7087-9

Table des matières

2

3

Table des illustrations

Photos

Graphiques

Tableaux

Schémas

Figures

I. Introduction

A. Explosion

Une explosion est un phénomène physique entraînant une libération importante d'énergie en un temps très bref sous forme de production de gaz à haute pression et haute température. Il existe différentes sources explosives : mécaniques, électriques, nucléaires, et chimiques, les plus fréquentes, résultant d'une réaction chimique exothermique initiée par une source d'énergie appropriée produisant un dégagement de gaz chauds et comprimés.

Il existe des explosifs diffusants, à l'origine de réactions de combustion à faible pouvoir d'expansion, et des explosifs condensants qui, en se décomposant, libèrent une énergie beaucoup plus importante en un temps plus court.

Parmi eux, on distingue les explosifs mineurs à basse énergie (comme la poudre noire) déflagrants et les explosifs majeurs (dérivant de la dynamite inventée par Nobel en 1866) dits détonants, au pouvoir d'expansion énorme. Leur onde de surpression, appelée onde de choc, est très largement supersonique

L'exposition à des ondes de choc générées par ces explosions de grande énergie est un phénomène rare. Ces explosions majeures nous concernent particulièrement en tant que médecin militaire, puisqu'elles se produisent la plupart du temps lors de conflits militaires, mais peuvent aussi avoir lieu lors d'attentat ou en milieu industriel.

Les lésions occasionnées par ces explosions sont classées en quatre catégories :

1. Les lésions primaires liées à l'onde choc (blast injuries)

Elles sont plus fréquentes dans les organes à contenu gazeux comme le tube digestif ou le poumon(1), l'oreille moyenne, mais concernent également les organes pleins : œil(2), cerveau(3), cœur, foie et rate.

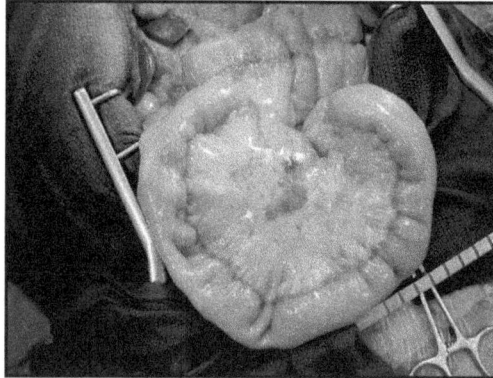

Photo I : pétéchies mésentériques chez un patient exposé à une explosion

De par son accessibilité à l'examen clinique, son seuil de sensibilité faible en faisant un des premiers organes touchés par les ondes de choc, l'oreille blastée a fait l'objet de nombreuses études, les premiers écrits remontant au XVIème siècle.

2. Les lésions secondaires de criblage

Elles résultent des éclats projetés par le souffle de l'explosion (créant un déplacement d'air pouvant atteindre 1000m/s), et représentent la majorité des traumatismes pénétrants des conflits armés. Elles sont particulièrement fréquentes dans les explosions terroristes (55 à 85% des blessés), où, bien souvent, les explosifs sont enfermés dans des récipients contenant de petits éléments (type clous, boulons) (4) devenant alors autant de projectiles lors de l'explosion et augmentant significativement le pouvoir vulnérant, immédiatement ou avec une symptomatologie retardée, lorsque la porte d'entrée des projectiles de très petites tailles passe inaperçue et occasionne à bas bruit des complications infectieuses et hémorragiques.

L'ORL est là encore particulièrement concerné par les lésions secondaires qui touchent préférentiellement la tête et les membres supérieurs.

3. Les lésions tertiaires

Elles sont occasionnées par la projection du corps entraînant des traumatismes fermés : fractures des membres ou rachidiennes, traumatismes crâniens.

4. Les lésions quaternaires

Elles sont constituées de plusieurs entités :
- les brûlures peu étendues et peu profondes pour les explosifs majeurs mais plutôt en rapport avec des explosifs diffusants ou par embrasement secondaire ; l'ORL ne négligera pas dans ce cas les atteintes respiratoires par inhalation de fumées ou intoxications,
- les lésions d'écrasement, *crush injuries*,
- les troubles psychiques fréquemment rencontrés (5) qui ne doivent pas faire méconnaître une lésion organique sous-jacente.

II.   Historique

L'utilisation de la poudre de guerre a débuté au XIVème siècle. Très vite, des mélanges explosifs au pouvoir toujours plus destructeur ont été mis au point.

Parallèlement à la croissance du pouvoir vulnérant de l'artillerie germent les connaissances médicales traitant des blessures par explosifs.

Le chirurgien militaire français Ambroise Paré en donna une première description : « la balle chasse devant soi un souffle si subtil et si violent que les corps en sont souvent premièrement saisis que du boulet, avant que la chose ne soit découverte à la vue, car bien souvent l'action se fait par ce seul vent , sans que la balle donne son coup, voire jusqu'à rompre les os sans manifeste division de la chair » (6). Il fut le premier également à traiter des blasts auriculaires, la membrane tympanique étant considérée comme une structure nerveuse qu'une onde de choc pouvait léser et entraîner une surdité.

Fabricius Hildanus (1560-1634) publia deux cas de «traumatismes sonores», il expliqua alors la surdité par la rupture du tympan et l'éventuelle disjonction ossiculaire ; Preuve en est la limite déjà floue entre traumatisme sonore et blast.

La surdité séquellaire à un blast fut rapportée par plusieurs auteurs : Riolanus (1649), Riverius (1655), Cole et Culperer (1661), Tanner (1667), Bartholinus (1668), Digby (1669), Etmuller[i] (1703), Brookes (1754) et Buchan (1761).

Le premier à traiter de la thérapeutique fut Archibald Cleland (1741), chirurgien militaire. Considérant que la surdité post traumatique était due à un enfoncement de la membrane tympanique sur les petits os, il proposa des manœuvres de Vasalva, et, en cas d'échec, le recours au premier aérateur transtympanique.

Puis, au XVIIIème siècle, l'électricité fut utilisée pour traiter les surdités.

Pour Fosbroke (1831), la surdité après explosion était la conséquence d'une rupture tympanique sous la force de l'impulsion vibratoire, l'oreille «n'ayant pas préparé ses muscles» à encaisser le choc.

Les premiers acouphènes post blast furent décrits par Swan en 1834 à partir du cas d'un marin.

Kramer (1837) fut le premier à parler de surdité neurosensorielle comme séquelle des blasts par explosions ; il proposait alors l'utilisation d'un cathéter introduit dans l'oreille moyenne via la trompe d'Eustache et destiné à faire agir au niveau de l'oreille interne des vapeurs médicamenteuses.

Nottingham de Liverpool (1858) introduisit la notion de surdité de transmission et de perception résultant du blast et nota la susceptibilité croissante avec l'âge de ce traumatisme.

Toynbee (1860) inventa la membrane tympanique artificielle pour les perforations, disque en gutta-percha.

D'autres, comme Yearsley utilisaient un morceau de laine, ou comme Hinton (1868) du sulfate de zinc en irrigation ou l'attouchement des bords par le nitrate d'argent.

Delstanche utilisait en 1885 un raréfacteur d'air en considérant qu'il fallait expirer l'air du méat afin de remettre le tympan dans sa bonne position.

Bonnefont, Hinton (1866) et Politzer de Vienne (1883) observèrent plusieurs perforations sur un même tympan. Pour une atteinte tympanique isolée, Politzer préconisait l'abstention thérapeutique, avec une fermeture spontanée, et, en cas de labyrinthisation, l'application de l'électricité.

John Swift walker (1887) essaya de fermer les perforations avec des membranes d'œuf et une solution antiseptique de perchlorure de mercure.

Mac Naughton Jones, la même année, envisagea le premier des mesures préventives avec l'usage des « assourdisseurs du Docteur Ward » ou ses propres « protège-oreilles ».

Toujours en prévention, Milligan (1906) préconisait d'utiliser une gomme entre les dents afin de garder la bouche ouverte et permettre ainsi l'égalisation des pressions de part et d'autre du tympan.

Clemedson définit les *blast injury* comme les phénomènes biophysiques et physiopathologiques, le syndrome clinique et les modifications anatomo-pathologiques provoqués par l'exposition d'un organisme vivant aux effets d'une forte explosion ou d'une onde de choc de toute autre origine.

Au cours de la première guerre mondiale se développèrent l'étude des lésions auriculaires par blast. Ainsi, les auteurs Lermoyez, Grivot, Vicart, Bourgeois et Sourdille leur consacrèrent de nombreuses études. Prenant et Castex provoquèrent expérimentalement des lésions tympaniques par explosions.

Les Anglos-saxons J.S. Fraser, Wittmack et Stenger et Faulder en 1921 attachèrent leurs noms à l'étude de ces lésions : c'est à eux que nous devons la dénomination de *blast injury* pour désigner ces atteintes.

L'effet de souffle acquit une triste célébrité au cours des grands bombardements de la dernière guerre, où essaimèrent de nombreux travaux par différents auteurs : Zuckerman, Bulton, Barrow et Rhoads, Silcox, Rose, Desaga, Ruedi et Furrer.

C'est donc principalement lors des deux derniers conflits mondiaux que les blast tympaniques ont été étudiés.

En 1983, J.M. Faugere permit d'éclaircir la nuance entre traumatisme sonore aigu et blast auriculaire. Ainsi, «le blast auriculaire réalise l'association d'un ébranlement violent du système tympano-ossiculaire et d'un traumatisme acoustique» (7).

Les articles récemment publiés sont en relation avec des évènements militaires locaux comme la guerre en Irak ou en Afghanistan, des catastrophes civiles comme celle de l'usine AZF à Toulouse en 2001(8), et les attentats terroristes tels qu'à Madrid en 2004(9), Londres en 2005(10).

Le développement des agents vulnérants par engins explosifs artisanaux a tristement augmenté le nombre de blessés blastés et ipso facto le nombre de séries descriptives à leur égard. Ces dix dernières années, on compte 1290 références *pubmed* sur 2862 pour une recherche de mot clefs «blast injuries» dont près de 800 pour ces 5 dernières années.

III.   La chaîne de santé, chaîne de rapatriement sanitaire

A. Le soutien santé

Le soutien santé des forces françaises s'articule en plusieurs entités allant des moyens santés organiques au contact des unités combattantes, jusqu'aux hôpitaux d'infrastructure en métropole. Le patient peut ainsi consulter ou être mis en conditions d'évacuation à travers :
- le poste de secours,
- l'antenne chirurgicale,
- le groupement médico chirurgical.

Le soutien sanitaire des forces en opération repose sur l'existence de formations sanitaires propre à chaque armée et au Service de Santé des Armées pour le personnel technique et les moyens spécifiques.

La définition du dispositif déployé pour une opération, son organisation et les modalités de son fonctionnement relèvent de l'Etat-Major des Armées.

Quels que soient la nature et le type d'opération concernée, le soutien sanitaire s'effectue dans un cadre interarmées et le plus souvent multinational.

Le soutien sanitaire des forces en opération a pour objets essentiels :
- de sauver le maximum de vies humaines,
- de limiter les séquelles potentielles des blessures,
- de contribuer à l'entretien du moral des combattants, en leur assurant un suivi médical permanent et en leur donnant l'assurance d'être secourus le plus rapidement possible,

- de prescrire les mesures d'hygiène générale et de prophylaxie adaptées au contexte épidémiologique,

- d'assurer l'approvisionnement en fournitures médicales.

Les besoins des forces en matière de soutien sanitaire sont fonction du cadre général des opérations et du taux de pertes estimé par le commandement pour la phase d'engagement la plus contraignante.

Ils permettent de préciser :

- les moyens à mettre en œuvre (qualitatifs et quantitatifs),
- leur articulation,
- l'organisation fonctionnelle de la chaîne de soutien sanitaire.

Le dispositif initial peut évoluer dans le temps afin d'être adapté en permanence à l'action militaire.

1. Le poste de secours

Le poste de secours est la plus petite structure de santé déployée sur les théâtres d'opérations. Il est intégré à l'unité de combat dont il assure le soutien.

Il est armé par un médecin, un infirmier et cinq brancardiers-secouristes. La présence du médecin

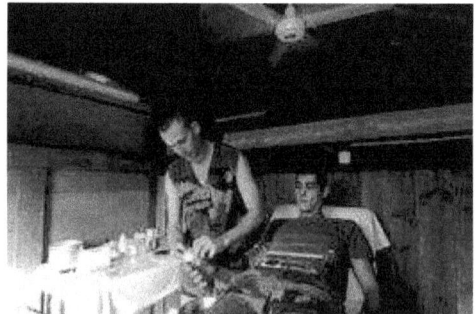

Photo II : poste de secours en Guyane

18

au plus près du combattant blessé permet de dispenser les soins d'urgence dans les meilleurs délais.

Cette médecine dite de l'avant est caractérisée par l'isolement et un milieu parfois hostile. Le matériel de santé du poste de secours doit permettre le soutien en autonomie de 150 hommes pendant 15 jours.

2. L'antenne chirurgicale

L'antenne chirurgicale est le plus petit élément chirurgical déployé sur le terrain. On y pratique la réanimation et des gestes chirurgicaux de sauvetage afin de stabiliser le blessé en vue d'une évacuation.

Elle est conçue pour le soutien chirurgical d'une force de plus de 1000 hommes, exposée à des pertes occasionnelles. Elle peut être engagée pour soutenir un dispositif militaire chargé d'évacuer des ressortissants.

L'antenne chirurgicale est une formation légère, transportable par voie aérienne. Elle se déploie sous tente en

Figure 1 : antenne chirurgicale

moins de trois heures ou utilise les infrastructures locales, notamment dès que l'opération s'inscrit dans la durée. Elle dispose d'une autonomie technique initiale de 48 heures. Elle peut traiter 8 blessés par jour. Son soutien pour la vie

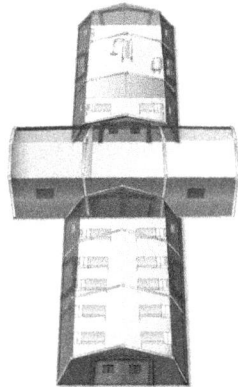

courante (alimentation, fourniture d'énergie, transmissions) et sa protection sont assurés par les forces armées engagées localement.

Elle offre un bloc opératoire, une salle de réanimation et 12 lits d'hospitalisation. L'adjonction de modules additionnels permet de mettre sur pied une structure médicochirurgicale plus lourde, notamment adaptée aux opérations humanitaires. Outre des équipements de radiologie et de laboratoire, un élément médical assure les consultations pré hospitalières.

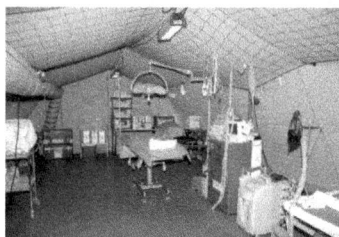

Photo III : bloc opératoire de l'antenne chirurgicale

Elle regroupe 12 personnels dont 3 officiers, 6 sous-officiers, et 3 militaires du rang (3/6/3) :

- 1 chirurgien orthopédiste,
- 1 chirurgien viscéraliste,
- 1 anesthésiste réanimateur,
- 2 infirmiers anesthésistes,
- 2 infirmiers de bloc,
- 1 infirmier,
- 3 aide-soignants,
- 1 administratif.

Cinq antennes chirurgicales sont intégrées aux régiments médicaux de Metz et de La Valbonne (2 antennes chirurgicales parachutistes (ACP), 3 antennes chirurgicales aéroportées (ACA)). Un élément chirurgical embarqué (ECE) peut venir renforcer les capacités d'un bâtiment de la marine équipé de blocs opératoires (transport de chalands de débarquement, porte-avions, bâtiment de projection et de commandement). Les équipes sont, à tour de rôle, d'alerte pendant un mois, prêtes à partir en 72 heures.

L'antenne chirurgicale comporte différents modules :

- un module accueil des urgences,
- un module bloc opératoire,
- un module réanimation,
- un module hospitalisation,
- un module radiographie,
- un module laboratoire,
- un module stérilisation,
- un module administration.

3. Le groupement médico-chirurgical (GMC)

Le groupement médicochirurgical (GMC) s'adapte à la force qu'il soutient et au théâtre d'opération.

Le GMC peut être déployé sous tente, en structure métallo-textile, dans des équipements techniques modulaires préfabriqués ou dans un bâtiment existant.

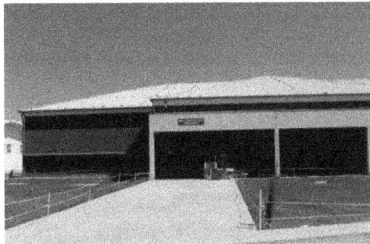

Photo IV : entrée principale du GMC KAIA

Il dispose d'un ou de plusieurs blocs opératoires, d'équipements d'imagerie médicale, éventuellement d'un scanner et d'un laboratoire d'analyses. Il peut également proposer un cabinet dentaire et des modules de chirurgie spécialisés en neurochirurgie, ophtalmologie et ORL. Il peut produire son eau et son oxygène. Les personnels « santé » qui y travaillent sont soutenus sur les plans administratif, technique et logistique par un élément du Régiment Médical (RMED).

Il offre une capacité d'hospitalisation de 12 à 50 lits.

Le personnel médical et paramédical est déterminé en fonction des risques existants sur le théâtre. Il vient pour l'essentiel des hôpitaux d'instruction des armées.

Actuellement, un seul GMC est déployé sur le terrain. Il s'agit du GMC de KAIA au niveau de l'aéroport de Kaboul. Il s'agit de bâtiments neufs mis à disposition par l'OTAN. Il comporte deux vastes blocs opératoires, précédés de deux salles de déchocage chirurgical, huit box d'accueil et de déchocage, une réanimation, une salle de surveillance post interventionnelle, une hospitalisation, un scanner. Cette structure est un véritable hôpital dédié à l'urgence, situé au bord des pistes de l'aéroport facilitant le transfert des patients.

Les équipes sur place sont multinationales (française, bulgare, tchèque, hongroise et jusqu'à il y a peu de temps allemande).

B. La chaine des secours

Assurer le soutien sanitaire des forces en opération implique de déployer, de mettre en œuvre et d'entretenir sur le théâtre, pendant toute la durée de l'opération (y compris le désengagement), les moyens nécessaires à la prise en charge de tous les blessés jusqu'au lieu de traitement définitif.

Le concept du soutien sanitaire est fondé sur les principes fondamentaux suivants :

- la médicalisation et la réanimation-chirurgicalisation de l'avant qui impliquent de porter au plus près des combattants les moyens mobiles, performants et adaptés aux conditions de l'engagement ;

- la systématisation des évacuations sanitaires (EVASAN) précoces vers les hôpitaux de traitement définitif. La voie aérienne est privilégiée, même si elle ne représente pas l'unique mode d'évacuation envisageable.

Le soutien sanitaire est organisé en quatre niveaux de prise en charge :

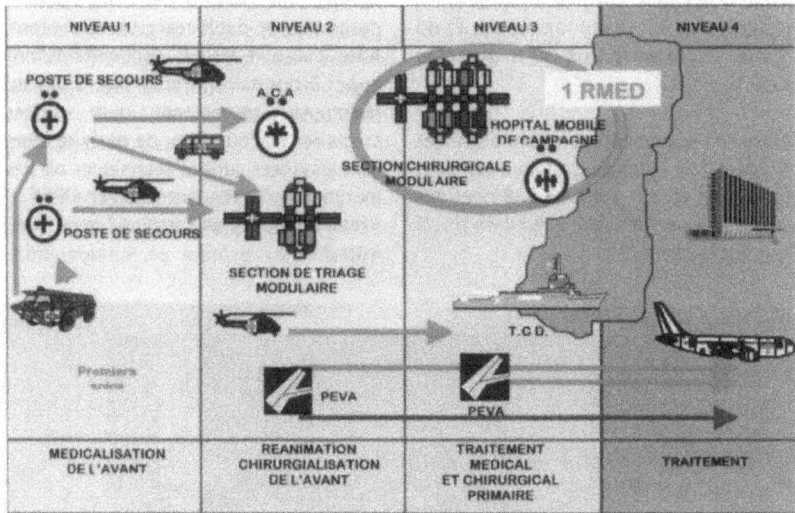

Figure 2 : chaîne de secours

- le *niveau 1* est celui de la médicalisation de l'avant qui correspond à la relève et au conditionnement médical primaire réalisés au sein des unités de combat,
- le *niveau 2* est celui du triage médico-chirurgical : catégorisation des blessés et réalisation de gestes de sauvetage chirurgicaux ou de réanimation,
- le *niveau 3* est celui du traitement des blessés sur le théâtre et de l'essentiel des évacuations sanitaires tactiques. A la conception ancienne (traiter tout totalement en un temps), la doctrine de prise en charge actuelle est celle du *Damage control* : réalisation des gestes d'urgence pour conditionner le patient avant son évacuation sanitaire,
- le *niveau 4* est celui des évacuations sanitaires stratégiques et du traitement définitif, en principe sur le territoire national.

Il est à noter que le Service de Santé s'est récemment doté d'un système d'évacuation par voie aérienne utilisant des avions gros porteurs du système « Morphée » transportant jusqu'à huit blessés pouvant bénéficier d'une véritable réanimation.

C. Le Service de Santé des Armées en mission en 2012

Actuellement les personnels de Service de Santé sont répartis sur différentes OPEX (Opérations Extérieures). On ne retrouve les structures chirurgicales que sur deux théâtres : le Tchad et l'Afghanistan. (11)

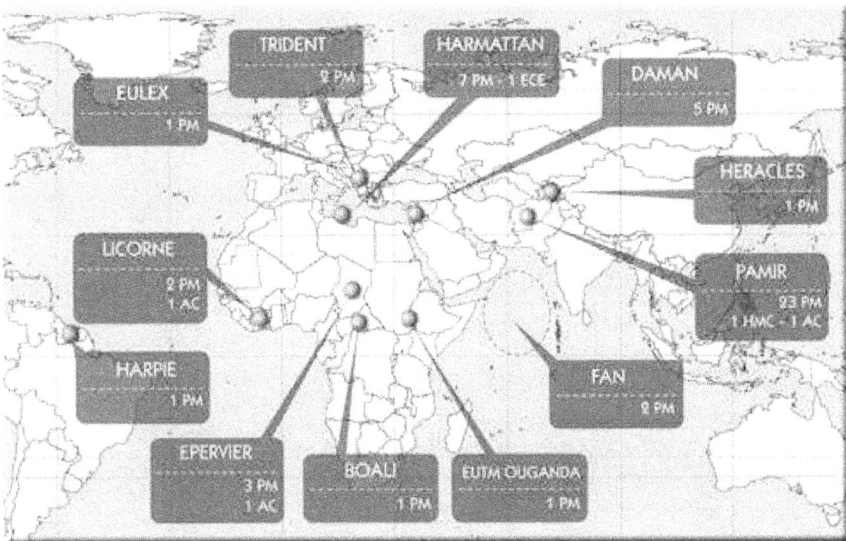

Figure 3 : Carte des opérations extérieures des Forces françaises au 3 Février 2012
PM : Poste Médical
AC : Antenne Chirurgicale
HMC : Hôpital médico-chirurgical
Eq. Méd. : équipe médicale

IV.   Physiopathologie du blast

A. Bases physiques du blast

Le blast désigne dans le langage courant des lésions engendrées par l'exposition du corps humain à une onde de souffle résultant d'une explosion donc à des conditions anormales de variation de la pression ambiante, dépassant les limites des mécanismes d'adaptation physiologiques.

1. Onde de souffle

Une onde de souffle est constituée par une onde de choc positive à laquelle succède une onde de détente négative s'amortissant rapidement.

Les ondes de souffle s'inscrivent dans le cadre des phénomènes impulsionnels brefs et intense. En pratique, une explosion détermine dans le milieu ambiant deux phénomènes simultanés :

- une onde de pression statique, avec augmentation très rapide et très brutale de la pression ambiante, avec déplacement moléculaire et retour rapide à la position initiale : c'est l'effet primaire de l'explosion, responsable du syndrome de blast.

- une onde de pression dynamique, qui, appliquée au milieu ambiant, provoque un « effet de vent » responsable des effets secondaires, tertiaires.

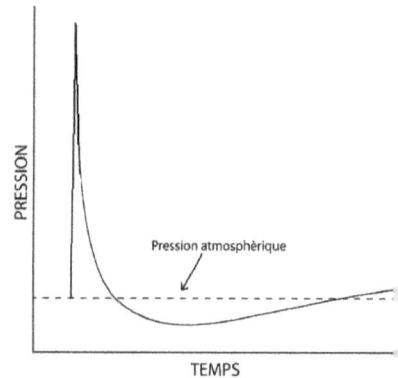

Graphique 1 : Onde de Friedlander

26

La représentation de la variation de pression en fonction du temps ($p = f(t)$) telle que décrite par Friedlander, montre qu'une onde de souffle propagée en milieu aérien présente deux composantes :

- une première onde de pression positive très brève et de très grande amplitude, comportant une pente plus ou moins raide suivie d'une chute rapide.
- une deuxième onde de pression négative dite «de détente», s'amortissant rapidement. Son contenu énergétique très faible par rapport à celui de l'onde positive la fait apparaître comme négligeable aussi bien sur le plan physique (contenu énergétique) que physiopathologique (pouvoir lésionnel). Il existe peu d'études sur des lésions consécutives à cette variation de pression négative.

a) **Paramètres physiques de l'onde de souffle**

L'onde de souffle est caractérisée par trois paramètres physiques :

- Δp est le niveau de surpression de crête exprimé en Bar ou en kiloPascal (1 bar = 100 kPa). Ces unités sont facilement utilisables pour mesurer la valeur de surpression d'une onde de souffle ou d'une variation de pression hydrostatique (1Bar = 1kg / cm²) mais se prêtent mal à la mesure des niveaux sonores qui sont des phénomènes vibratoires entraînant de faibles variations de pression (inférieures à 1 Bar le plus souvent),
- Δt (ou t_o) est la durée de la phase positive, exprimée en millisecondes : les phénomènes pressionnels de durée inférieure à 1 seconde sont appelés phénomènes transitoires. Lorsque leur durée est inférieure à 300 ms, on parle de phénomènes impulsionnels (ce qui est le cas des ondes de souffle sauf pour le cas particulier du souffle nucléaire). Les phénomènes pressionnels de durée supérieure à 1 seconde sont qualifiés d'intermittents ou de permanents,

- t_m est le temps de montée de l'onde positive (jusqu'à la suppression maximale).

On définit ainsi le rapport $\Delta p / t_m$ qui représente la vitesse de montée en pression (exprimée en kPa/ms) : lorsque le t_m n'est pas mesurable (inférieur à 1 µs), la pente de l'onde positive est infiniment raide et on parlera d'Onde de Choc (onde à profil triangulaire) qui pourra être «forte» ($\Delta p \geq 1$ bar : cas du bang sonique). Dans le cas contraire, on parlera d'onde à montée en pression positive.

b) Types d'ondes de souffle

On distingue quatre types d'onde de souffle :

- l'onde de choc triangulaire : on la retrouve lors des explosions aériennes en terrain plat et dégagé dans les conditions expérimentales,
- l'onde de signature complexe : constituée de plusieurs fronts de choc se succédant rapidement en s'amortissant progressivement, c'est celle qui s'observe le plus souvent dans des conditions réelles,
- l'onde à montée en pression progressive dont le type est l'onde « de remplissage »,
- l'onde de souffle en plateau : présente un front de montée moins raide suivi d'un plateau légèrement décroissant durant quelques centaines de millisecondes (cas des explosions nucléaires).

c) Pouvoir lésionnel des ondes de souffle

Au niveau physiopathologique, les ondes de souffle possèdent un pouvoir lésionnel très important qui dépend, non seulement de leurs caractères physiques propres, mais aussi de la nature et des constantes physiques du milieu ainsi que de facteurs individuels propres aux sujets exposés.

i.   Influence des paramètres des ondes de souffle sur leur nocivité

Influence de la pression de crête Δp

Les effets lésionnels sont d'autant plus importants que la pression de crête est élevée. Cependant, le passage de 1% à 100% de létalité se produit pour une faible augmentation du niveau de crête (facteur 2 environ), comme s'il existait une limite du «tout ou rien» : ceci explique la grande disparité clinique observée chez deux sujets pourtant situés sensiblement au même endroit de l'épicentre de l'explosion.

Influence de la durée t_0

A pression de crête égale (Δp = constante), l'effet d'une onde de souffle est d'autant plus important que sa durée est plus longue. Cependant, à partir d'une certaine durée (environ 100 ms), ce facteur n'augmente plus la gravité des lésions.

Influence du temps de montée t_m

A durée t_0 et Δp identiques, l'onde de souffle qui aura la pente la plus raide (le t_m le plus court) sera la plus nocive.

Le fractionnement du front de montée d'une onde de souffle ne semble pas modifier son pouvoir lésionnel si la direction de propagation des fronts est identique.

En cas d'exposition à deux fronts de montée rapprochés mais de directions opposées, le pouvoir lésionnel au niveau viscéral est abaissé. Cependant, si les lésions auriculaires peuvent être moins graves, elles ont, dans ce cas, toutes les chances d'être bilatérales.

Influence de la répétition des ondes de souffle

La répétition des ondes de souffle aggrave le type et le nombre des lésions observées, avec apparition de lésion auriculaires et laryngées précoces, suivies de lésions intestinales.

<u>Influence de l'angle d'incidence de l'onde de souffle</u>

Le seuil d'apparition des lésions s'élève considérablement si l'incidence de l'onde de choc est nulle par rapport à l'axe corporel (corps parallèle à la direction de propagation). Il s'abaisse donc en cas d'incidence orthogonale (sujet debout ou couché perpendiculairement à la direction de l'onde de souffle).

ii. Influence de la nature du milieu sur la propagation des ondes de souffle

<u>Milieu aérien</u>

L'onde de souffle se propage initialement à la vitesse supersonique et son amortissement, relativement rapide, est proportionnel au cube de la distance au point considéré. La gravité des lésions augmentera avec la proximité du foyer de l'explosion. L'onde de souffle frappe le segment corporel qui lui fait face et va se répartir en plusieurs sous-fractions :

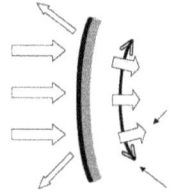

Schéma 1 : transmission des ondes de choc

- la majeure partie est absorbée et se propage dans l'organisme pour y provoquer des lésions de blast,
- une partie est réfléchie, ce qui entraîne un doublement de la pression incidente au niveau du plan de réfection,
- une partie est diffractée par glissement, constituant une onde de contournement,
- la dernière partie transite circonférentiellement autour de la partie exposée, dans l'enveloppe tégumentaire et ostéo-musculaire.

Dans les blasts aériens, seuls les organes inhomogènes, diphasiques (dont une des phases est constituée d'air) présenteront des lésions : l'oreille, l'ensemble laryngo-trachéal, le poumon et le tube digestif.

Milieu liquidien

En immersion, le milieu ambiant est incompressible ; ceci entraine une augmentation de la surpression et la disparition de l'onde négative au profit d'une succession d'ondes positives à amortissement moins rapide qui se propagent à environ 1500 m/s. Le rayon létal autour d'une explosion sous-marine est ainsi trois fois plus étendu qu'en milieu aérien. L'onde de souffle franchissant très mal l'interface liquide-air, seules les parties immergées des organes diphasiques seront concernées (tube digestif en particulier). Le blast sous-marin est un blast pur.

Milieu solide

Seules les parties du corps en contact avec l'élément solide dans lequel se propage l'onde de choc (vitesse jusqu'à 5000 m/s) présenteront des lésions. Celles-ci peuvent affecter aussi bien les organes diphasiques que les structures ostéo-musculaires et nerveuses, comme l'illustre le «pied de mine».

Ondes se propageant en milieu diphasique

- eau/solide : exemple du « deck slap » dans la marine,
- solide/air : impact de projectile non perforant sur du blindage provoquant un effet d'écaillage de la face interne créant des projectiles secondaires.

iii. *Influence de la pression ambiante*

La gravité des lésions augmente parallèlement à la pression ambiante pour une onde de souffle Δp = constante. Ceci explique en particulier la gravité des lésions de blast liquidiens profondément immergés.

iv. *Influence des conditions de propagation*

Situation de réflexion

Le seuil lésionnel est très bas dans ce genre de situation : au niveau de la surface de réflexion apparaît une onde réfléchie de sens inverse à celui de l'onde incidente dont le Δp est doublé au niveau du plan de réflexion. Ceci explique l'existence de lésions auriculaires bilatérales dans de tels cas, l'oreille la plus lésée étant la plus proche de la surface réfléchissante. En outre, la gravité des lésions est inversement corrélée à la distance du plan de réflexion.

Ambiances réverbérantes

Lors de réflexion d'une onde de choc sur un obstacle ou dans un espace confiné, on note l'apparition de nombreux pics de surpression de niveaux variables et donc de multiples fronts de montée différents, d'où la complexité de l'onde de choc. Il ne semble pas que ceci augmente son pouvoir lésionnel au niveau viscéral, mais le confinement augmente le pourcentage des lésions auriculaires et le nombre de perforations tympaniques.

Bouclier protecteur

Celui-ci apporte une modification de l'onde de choc dans un volume très restreint au-delà duquel un front de choc unique se réforme rapidement à partir des ondes de contournement : on observe une diminution de la surpression de crête et un allongement du temps de montée et de la durée totale du phénomène.

Propagation au travers d'un orifice

Celui-ci transforme l'onde de choc en onde de remplissage qui se comporte comme un jet frappant le sujet et entraînant des lésions d'écrasement et non plus de blast.

v. *Influence des facteurs individuels sur la tolérance aux ondes de souffle*

Poids du sujet

Un sujet est d'autant plus résistant aux lésions viscérales que son poids corporel est élevé.

Toute lésion préexistante de l'oreille est susceptible de majorer les effets d'une onde de souffle, qu'il s'agisse d'une atteinte cochléaire, mais aussi de lésions tympaniques (perforation en particulier) ou ossiculaires contrairement à ce que l'on entend dire parfois.

Positions du sujet

Le cas le plus favorable est celui d'un sujet couché, la tête ou les pieds en direction de la source explosive.

d) **Conclusion**

Pour récapituler, la létalité des ondes de souffle est maximale lorsque :

- le niveau de surpression atteint est plus élevé,
- le temps d'établissement de cette surpression est plus bref,
- la durée de la phase positive est plus longue,
- l'angle d'incidence de l'onde par rapport à l'axe du corps se rapproche de 90°,
- la victime est légère.

1. Généralités

L'oreille comprend trois parties : l'oreille externe, l'oreille moyenne et l'oreille interne auxquelles font suite les voies nerveuses de l'audition.

Cet ensemble permet successivement la captation, la transmission, la réception et l'intégration du message sonore.

a) L'oreille externe

Elle se compose du pavillon et du conduit auditif externe.

Le pavillon est formé d'une pièce unique de cartilage, drapé d'un revêtement cutané, grossièrement conique, s'ouvrant par la conque dans le conduit auditif externe. Il joue un rôle dans la localisation des sons et amplifie sélectivement certaines fréquences. L'amplification maximale (+12dB à 7kHz) est atteinte quand l'émission sonore est dans l'axe du conduit auditif externe.

Le conduit auditif externe protège les structures de l'oreille moyenne et contribue lui aussi à l'amplification sélective de certaines fréquences (10 à 15 dB sur une gamme de fréquences comprises entre 1,5 et 7 kHz). Sa structure est cartilagineuse sur son tiers externe puis osseuse avec une forme cylindrique et sinueuse. Sa longueur moyenne est de 25 mm, son diamètre de 10 mm. Il est recouvert d'une peau s'affinant vers le fond, laquelle contient des glandes cérumineuses dans son tiers externe.

b) Le tympan

Le tympan est une fine membrane gris-rose nacrée, grossièrement elliptique, à grand axe vertical et inclinée de 45° par rapport à la verticale chez l'adulte. Son diamètre vertical est de 9-10 mm et son diamètre horizontal de 8-9 mm, pour une épaisseur de 0,1 mm.

Il est constitué en haut par la Pars Flacida ou membrane de Schrapnell et en bas par le Pars Tensa.

Sa surface discoïde est déprimée en un point situé au-dessous et en arrière de son centre, l'ombilic ou umbo, qui correspond à l'insertion de la partie inférieure de la longue apophyse du marteau sur la membrane tympanique et représente le véritable «centre de gravité» du tympan.

Il s'insère dans une rainure semi-circulaire creusée dans la partie interne de la gouttière de l'os tympanal, le sulcus tympanicus, dans laquelle il est serti par une membrane annulaire fibro-cartilagineuse, le bourrelet annulaire de Gerlach ou «annulus fibrosus».

La membrane de Schrapnell est séparée du reste du tympan par les ligaments tympano-malléolaires antérieurs et postérieurs qui sont les prolongements du bourrelet annulaire de Gerlach partant des cornes de l'os tympanal pour s'insérer sur l'apophyse externe du marteau.

De l'ombilic part un triangle lumineux qui a sa base au niveau du sulcus, le triangle lumineux de Politzer.

Le tympan reçoit les ondes sonores dirigées par le conduit auditif externe et se met à vibrer comme un microphone.

c) **Structure histologique du tympan**

Le tympan est organisé en trois couches :

i. *La couche externe*

La couche externe de nature épidermique se compose de plusieurs assises cellulaires : le Stratum Corneum (cellules cornées superficielles), le Stratum Granulosum, le Stratum Spinosum (corps muqueux de Malpighi) et le Stratum Germinatum (unité proliférative épidermique).

La couche épidermique est en équilibre permanent grâce à un phénomène qui lui est propre et confère au tympan de puissantes capacités de régénération, la migration épithéliale : ce processus destiné à éliminer les cellules desquamées et les débris cérumineux sont dirigés dans un sens déterminé, de l'ombilic vers l'annulus, puis vers l'extérieur.

ii. *La couche moyenne*

La couche moyenne de nature conjonctivo-fibreuse ou lamina propria possède des fibres agencées en plusieurs réseaux : fibres radiaires, fibres courtes (semi-lunaires, paraboliques, circulaires), fibres transversales et obliques.

Cette couche fibreuse, responsable de la transmission tympan marteau, représenterait la véritable couche fonctionnelle du tympan. Au niveau de la membrane de Schrapnell, la lamina propria est absente et remplacée par des faisceaux de collagènes moins compacts et disposés sans ordre apparent.

iii. *La couche interne*

La couche interne est représentée par une seule assise cellulaire de type épithélial muqueux ; elle semble dépourvue de propriétés mécaniques.

La vascularisation est unidirectionnelle selon deux réseaux parallèles sous-dermique et sous-muqueux : il n'y a pas de réseau capillaire interposé entre artères et veines.

d) **La cicatrisation tympanique**

Boedts et Reeve et plus récemment Makino K. (12) ont étudié le mécanisme de la fermeture spontanée des perforations tympaniques et le rôle de la migration épithéliale dans cette cicatrisation.

Le premier phénomène observé est l'accentuation de la vascularisation le long du manche du marteau et en dedans de la perforation. Ensuite, une croûte, formée de cellules inflammatoires, de débris cellulaires, de caillots sanguins, apparaît autour de la perforation puis va se déplacer vers la périphérie du tympan pour être finalement expulsée.

Parallèlement, une fine membrane de remplacement (dont la lamina propria est d'épaisseur très réduite avec des fibrilles mais sans fibroblastes) se forme au niveau de la perforation.

La couche épithéliale n'a pas de cellules basales, ceci confirmant l'hypothèse que l'épithélium se régénère par glissement à partir de la périphérie : la couche cornée de l'épithélium migre du centre du tympan vers la périphérie et les cellules basales ne viennent que dans un second temps. Cela constitue la «tête de serpent de Boedts» en raison de l'aspect formée par cette avancée épithéliale sur une coupe perpendiculaire au plan du tympan. La croûte sert de support et de guide pour cette migration.

Perrin (13) explique ainsi que la cicatrisation spontanée fait défaut chaque fois que la migration épithéliale est entravée par l'infection et le bourgeonnement du tissu conjonctif sous-jacent ou par l'inversion ou éversion des bords libres suite au traumatisme (la migration se poursuit toujours mais dans une direction telle qu'elle ne peut pas rencontrer son homologue de la berge opposée pour se souder à elle). Il est donc impératif de redresser les bords déchiquetés et inversés et de les maintenir en place par une membrane adhérente qui jouera le rôle de tuteur externe.

La réparation d'une perforation tympanique repose donc sur la reconstruction de la couche fibreuse après excision des tissus cicatriciels. Quelle que soit sa provenance, le greffon est colonisé par des néocapillaires tandis que la migration épithéliale se fait sur deux faces. Après une phase d'œdème, le greffon subit une lente transformation fibreuse et finit par se résorber totalement.

Le succès d'une myringoplastie est conditionné par l'avivement des berges de la perforation, la bonne exposition des restes de la couche fibreuse, l'application soigneuse du greffon en évitant les plis, le repositionnement d'une collerette épithéliale périphérique de bonne trophicité, l'exsanguinité du champ opératoire.

2. Les mouvements de la membrane tympanique

a) Comportement sous stimulation sonore

Le tympan est une membrane tendue de grande mobilité, pouvant réagir à des vibrations sonores de niveau pressionnel extrêmement faible, dont les mouvements très complexes dépendent à la fois de la fréquence et de l'intensité du stimulus sonore ; la tension et l'élasticité du tympan lui sont données par un double système de fibres radiales et de fibres circulaires : les fibres circulaires, de compliance élevée, forment la vraie couche fonctionnelle du tympan ; elles servent à l'amplification sonore alors que les fibres paraboliques et radiaires maintiennent l'intégrité physique de la membrane.

Le tympan est isolé acoustiquement par l'annulus et le ligament oval dont la structure fibreuse rigide empêche une dissipation de l'énergie sonore en périphérie.

Le mode de vibration de la membrane tympanique sous stimulation sonore a été étudié par de nombreux auteurs. Les premières études qualitatives des déplacements sous pression sonore furent réalisées par Helmhotz (1868), puis Mach et Kessel (1874) par une simple observation à la loupe. Déjà, ils établissaient que la membrane tympanique vibrait différemment selon les régions et qu'il existait deux zones situées respectivement en avant et en arrière du manche du marteau où l'amplitude du déplacement était maximale, contrairement à Von Bekesy qui semblait indiquer que le tympan se comportait comme une membrane rigide se déplaçant selon un axe situé au niveau du col du marteau, la zone de déplacement maximal se trouvant en dessous de l'ombilic. Dahmann (1929) étudia quantitativement les mouvements d'un miroir

38

collé sur le tympan, méthode de Kobrak (1948), repris de manière quantitative en partant du postulat que l'axe de rotation du marteau était fixe. Les dernières techniques d'holographie par laser montrent que pour les fréquences graves, on distingue trois zones de vibration, centrale, périphérique, et une zone intermédiaire située dans l'axe du marteau où l'amplitude des vibrations est la plus grande. Au-dessus de 1500 Hz, le marteau vibre moins que les quadrants postéro-supérieur et antéro-inférieur du tympan. Pour les fréquences aigües, le tympan adopte une vibration segmentaire : au-dessus de 3000 Hz, le son semble agir directement sur le manche, le tympan servant de baffle.

Seule la pars tensa est fonctionnelle, la membrane de Schrapnell ne servant pas à la transmission mais de valve qui réagirait en fonction des variations de pressions.

Selon les dernières théories, le son se propagerait le long de l'axe tympano-ossiculaire, de même qu'un minuscule ébranlement moléculaire provoqué par une aiguille grattée à l'extrémité d'un madrier de bois est parfaitement entendue à l'autre extrémité. Cependant, l'inertie de la chaîne serait vaincue par l'énergie sonore des basses fréquences qui entraînerait alors sa mobilisation par un effet de piston.

b) Comportement sous pression statique

Les études des mouvements tympaniques sous pression sonore posent le problème du faible niveau de pression généré qui ne dépasse pas 0,1 kPa (1mBar) donc très loin des variations physiologiques de pression statique de l'oreille interne qui oscillent entre -2 et +2 kPa. Le comportement du tympan n'étant pas linéaire, il serait faux d'extrapoler ces mesures aux pressions statiques rencontrées dans des conditions normales. Grâce à une technique optique sans contact, Dirckx et Decraemer ont pu réaliser la première étude de déformation tympanique sous des variations de pressions statiques se rapprochant de la physiologie (de -1,6 kPA à +1,6 kPA)(14). Un peu plus tard, la même équipe modélisa en 3D les mouvements de la membrane tympanique et de la chaîne ossiculaire.

C. Application au larynx

L'onde de choc va engendrer un impact de squelette cartilagineux laryngé sur les parties molles endolaryngées.

Cliniquement, on retrouve des pétéchies sous-muqueuses, puis, à un stade plus avancé, des placards ecchymotiques, voire un hématome sous muqueux parfois extensif et dyspnéisant. Ces pétéchies peuvent s'étendre vers la trachée et les bronches souches. Elles disparaissent le plus souvent dans les 48 premières heures, il est donc essentiel de les rechercher précocement. En effet, ces lésions ont un seuil lésionnel juste inférieur à celles des lésions pulmonaires ou digestives(15). Elles revêtiraient ainsi une importance capitale pour le diagnostic de la gravité du blast : en signant donc un blast intense, l'atteinte laryngée constituerait non plus un signe d'alerte comme la perforation tympanique, mais un signe d'alarme faisant craindre la survenue d'une détresse respiratoire

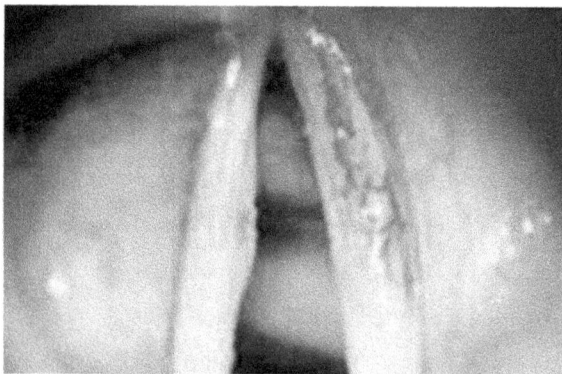

Photo 5 : pétéchies laryngées

V.   Etude clinique

1. Nature de l'étude

Cette étude est rétrospective. Elle a été réalisée partir de l'analyse des données des dossiers médicaux des patients ayant été hospitalisés dans les Hôpitaux d'Instruction des Armées (HIA) Percy à Clamart et du Val de Grâce à Paris des suites d'une exposition à une explosion, entre mai 2002 et octobre 2011.

2. Définition de la population d'étude

a) Critères d'inclusion

Les patients militaires ou civils hospitalisés dans les Hôpitaux d'Instruction des Armées (HIA) Percy à Clamart et du Val de Grâce à Paris des suites d'une exposition à une explosion par explosifs majeurs en milieux aériens, entre mai 2002 et octobre 2011. Par explosifs majeurs, on entend les charges de plastic de plus de 5Kg, les bombes utilisées lors d'attentat terroriste (16).

b) Critères d'exclusion

- Les patients dont le blast s'est produit en milieux liquidiens (plongeons…),
- les patients présentant un traumatisme sonore isolé,
- les patients dont le blast est consécutifs à un explosif dit mineur(17) : pétards, balles explosives, grenades d'exercice,
- les patients décédés avant l'arrivée en structure hospitalière,
- les patients dont l'importance des blessures ne permettait pas l'examen otoscopique,

41

- les patients dont la gravité de l'état clinique, prolongée dans le temps, n'a pas permis d'évaluation audiométrique,
- les patients dont le blast est consécutifs à un traumatisme direct réalisant une hyperpression tympanique brutale à conduit fermé (gifles, coup de poing ...).

3. Données recueillies

a) Méthodes de recueil

Les dossiers examinés sont recensés à partir des bases de données de l'hôpital grâce au Programme Médicalisé des Systèmes D'Information (PMSI), ayant pour codes diagnostiques, selon la Classification Internationale des Maladies 10ème édition (CIM10) : S00-T98, lésion par souffle des organes internes ou encore S09.2, souffle causant un traumatisme de l'oreille avec perforation du tympan en diagnostic principal. Le recueil des paramètres anamnestiques, cliniques au moment de l'explosion ainsi que des résultats des investigations réalisées dans les H.I.A. de Percy et du Val de Grâce, est réalisé à partir :
- de l'observation clinique rédigée dans le service,
- des éléments de correspondance retrouvés dans le dossier du patient,
- des bilans paracliniques présents dans le dossier informatique ou papier.

b) Critères étudiés

i. En pré-hospitalier

Les critères recueillis en pré-hospitalier étaient :
- Les caractères de la population (âge, sexe, statut),
- le type d'exposition : lieu fermé ou ouvert,
- l'étude des antécédents tabagiques,
- l'examen clinique ORL « simplifié ».

ii.   En hospitalier

Les critères recueillis en hospitalier étaient :

- Le délai entre l'explosion et la prise en charge en structure hospitalière
- L'examen clinique ORL et plus précisément otoscopique réalisé par un spécialiste en otorhinolaryngologie et chirurgie cervico-faciale.
- L'évaluation en audiométrie tonale à T0, 1 mois et 3 mois. Les tests audiométriques ont été réalisés sur audiomètres cliniques AC40 Interacoustics®, en cabine insonorisée, par des Infirmiers-Techniciens en explorations fonctionnelles ORL, diplômés en électro-neurophysiologie

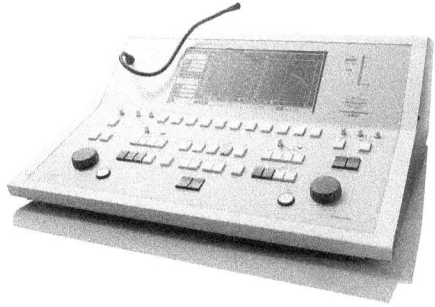

- Les traitements proposés, médicaux ou chirurgicaux

Photo VI : Audiomètre utilisé AC 40 Interacoustics®

4. Analyse statistique

Pour l'analyse statistique, le test du χ^2 d'homogénéité de Pearson a été utilisé pour la comparaison des seuils audiométriques. Les données ont été anonymisées et recueillies dans un tableau Excel®. Les calculs des moyennes et médianes et l'analyse statistique ont été réalisés grâce au logiciel Excel®.

1. Lieu et circonstances de l'explosion

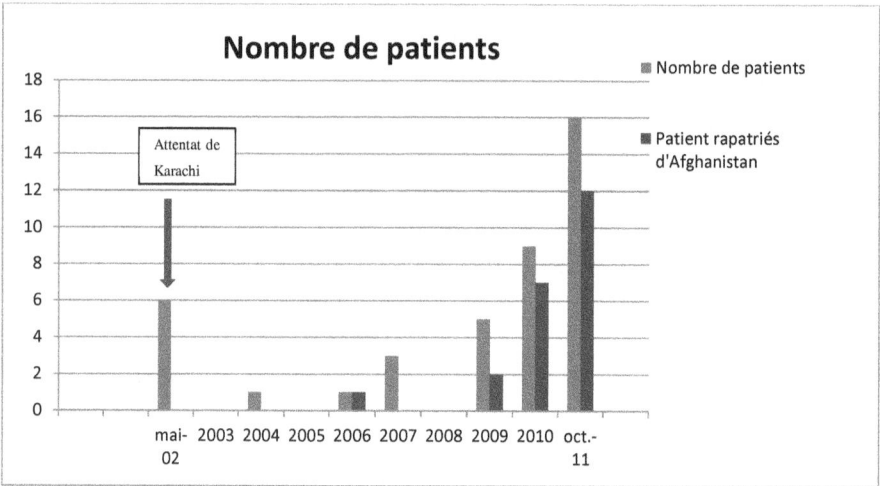

Graphique 2 : répartition du nombre de patients par année

Pour les militaires français, lieu de l'attaque :

- 22 patients en Afghanistan
- 3 patients au Liban
- 2 patients en Mauritanie

Tous les militaires étant en service au moment de l'explosion.

Pour les civils :

- 7 patients à Karachi au Pakistan
- 3 patients à Bagdad en Irak
- 1 patiente au Caire en Egypte

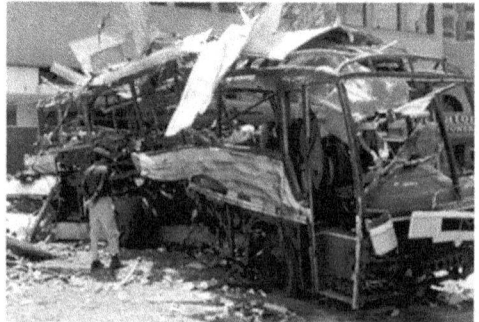

Photo VII : bus cible lors de l'attentat de Karachi

- 1 patiente en Lybie
- 1 militaire étranger au Koweit
- 1 patient en Afrique (pays non connu)

a) **Agents vulnérants**

Dans 39 cas, l'explosion était consécutive à un acte terroriste.

Dans ces cas, les agents vulnérants étaient les suivants :

Dans 1 cas, l'explosion était due à un accident domestique.

Dans 1 cas, l'explosion était due à un accident industriel.

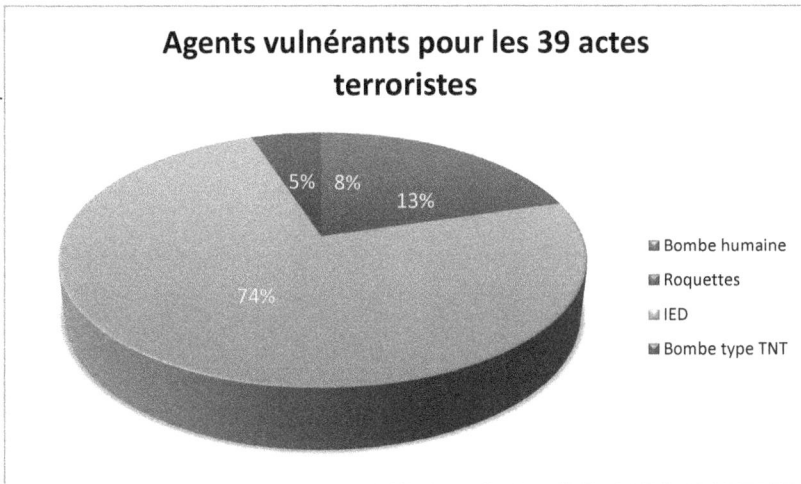

Graphique 3 : répartition par groupes d'agents vulnérants

b) **Ambiance ouverte ou fermée**

- 24 explosions en ambiance fermée dont 15 cas particuliers à l'intérieur d'un véhicule (7 dans un bus civil et 8 dans un véhicule d'avant blindé),
- 17 explosions en ambiance ouverte.

2. Population

L'étude porte sur 41 patients, la moyenne d'âge étant de 34 ans (20-57 ans), la médiane à 34 ans également, dont :
- 3 femmes et 38 hommes
- 14 civils et 27 militaires

a) Répartition par classe d'âges

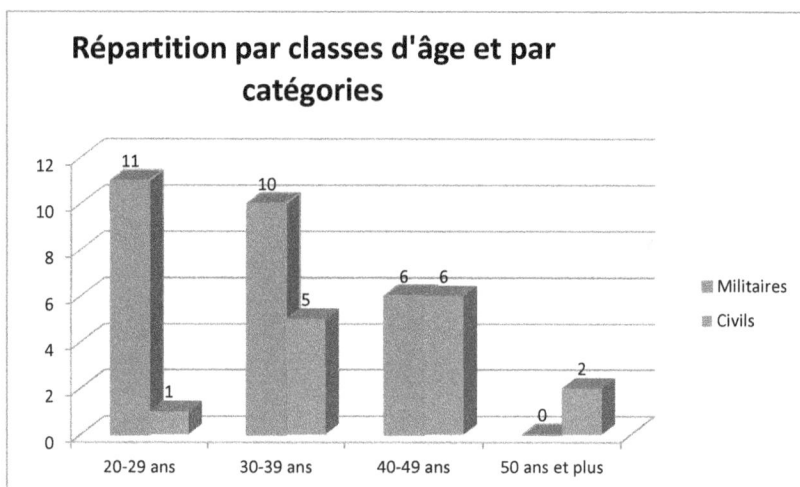

Répartition par classes d'âge et par catégories

Graphique 4 : répartition des patients par catégorie et par âge

b) Statut tabagique

On retrouvait 22 fumeurs, 16 non-fumeurs, 3 patients au statut tabagique non renseigné. L'évaluation de la consommation tabagique n'était le plus souvent pas détaillée.

3. Examen clinique

a) Signes fonctionnels

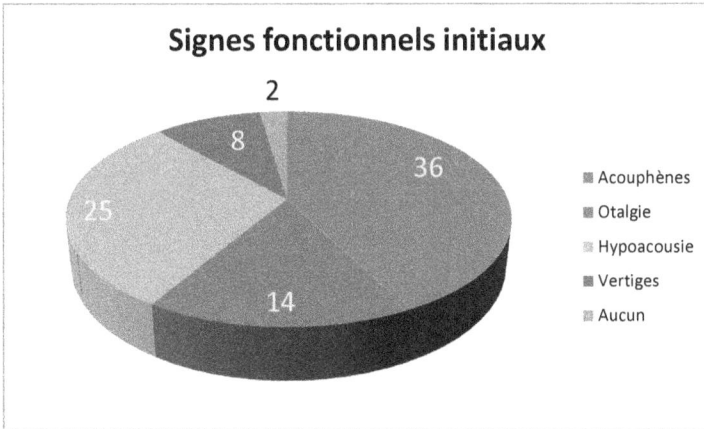

Signes fonctionnels initiaux

- Acouphènes — 36
- Otalgie — 14
- Hypoacousie — 25
- Vertiges — 8
- Aucun — 2

Graphique 5 : répartition par signes fonctionnels

Les signes fonctionnels les plus souvent rapportés par les patients sont des acouphènes (88% des patients), des hypoacousies (61% des patients), des otalgies (34%des patients), des vertiges (20% des patients), avec une association de plusieurs signes fonctionnels possibles.

b) Signes physiques ORL

i. Oreille externe

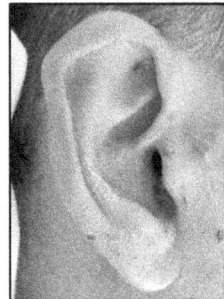

24 (59%) patients présentaient un polycriblage de la face, dont 15 avec atteinte du pavillon.

7 patients présentaient des plaies du conduit auditif externe, multiples dans tous les cas.

Photo VIII : polycriblage de l'oreille externe à J 12

ii. *Examen otoscopique*

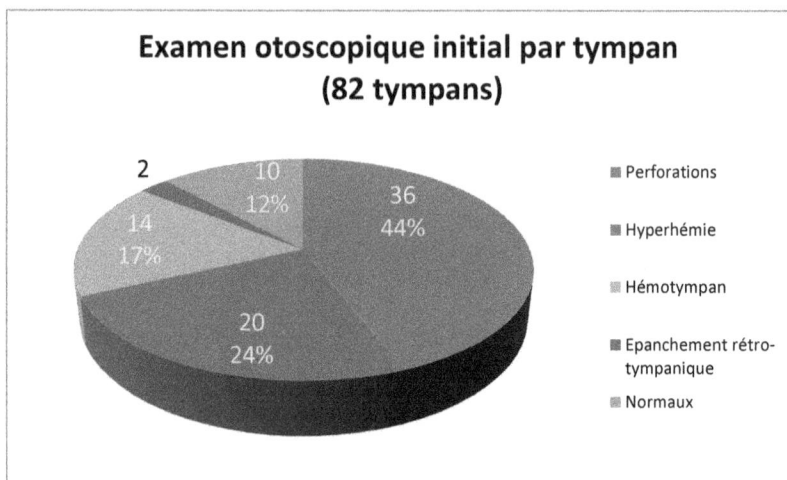

Examen otoscopique initial par tympan (82 tympans)

- Perforations
- Hyperhémie
- Hémotympan
- Epanchement rétro-tympanique
- Normaux

36 — 44%
20 — 24%
14 — 17%
2
10 — 12%

Graphique 6 : aspects otoscopiques retrouvés

L'examen otoscopique a été rapporté par tympan soit 82 au total.

On retrouvait 36 perforations, 20 hyperhémies souvent périmartellaires, 14 hémotympans, 10 tympans normaux et 2 épanchements rétrotympaniques d'allure séreuse.

iii. *Répartition des lésions par oreille*

Tableau I : différence inter-aurale otoscopique

Oreille Droite / Oreille Gauche	Perforation	Hyperhémie	Hémotympan	Epanchement rétrotympanique	Normal	Total
Perforation	14	2	0	0	1	17
Hyperhémie	3	4	2	0	2	11
Hémotympan	2	1	1	0	0	4
Epanchement rétrotympanique	0	1	1	0	0	2
Normal	0	1	6	0	0	7
Total	19	9	10	0	3	41 / 41

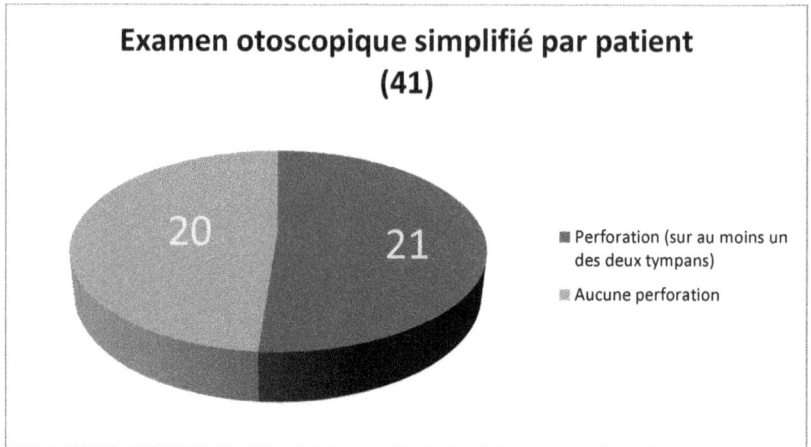

Graphique 7 : aspects otoscopiques simplifiés retrouvés

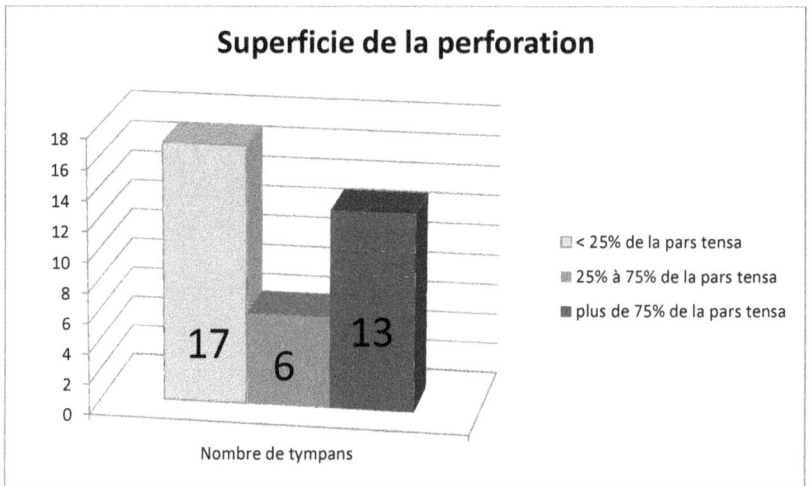

Graphique 8 : répartition par taille des perforations

En cas de perforations multiples, leurs superficies ont été additionnées. 47% des perforations représentent moins d'un quart de la surface tympanique, 17% entre 25 et 75% de la surface tympanique et 36% plus des trois quarts.

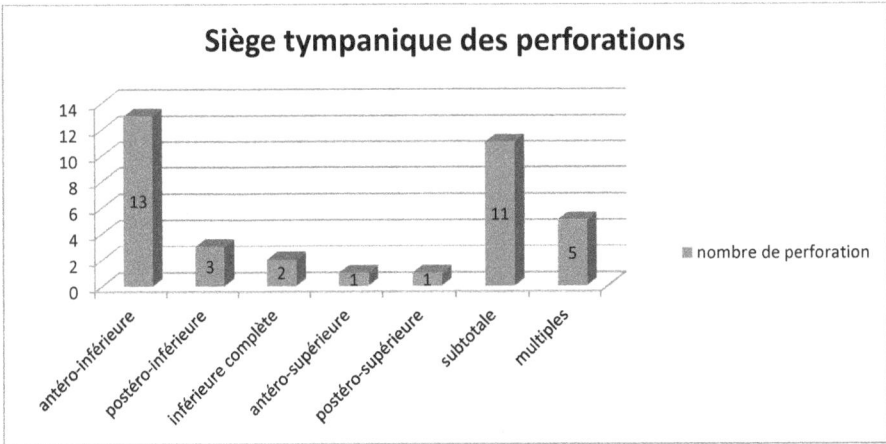

Graphique 9 : localisation des perforations

La grande majorité des perforations – perforations du quadrant isolé antéro-inférieur ajoutées aux perforations subtotales - comprennent le quadrant antéo-inférieur (77%).

Ces perforations étaient de forme géométrique (polygonale) dans 13 cas (36%).
L'aspect arrondi ou ovalaire était le plus souvent observés, dans 23 cas (64%).

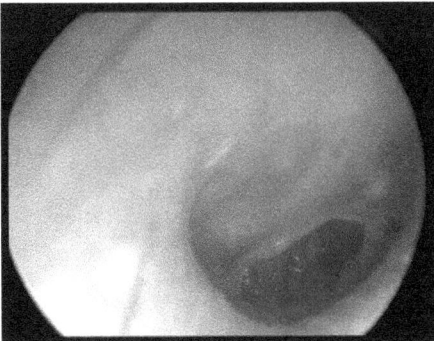

Photo IX : perforation arrondie

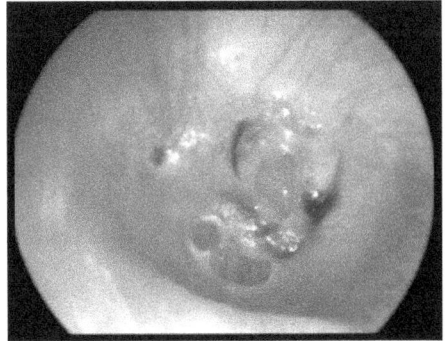

Photo X : perforations multiples

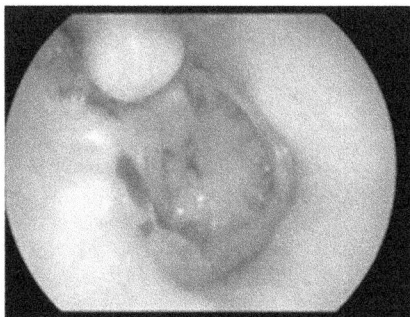

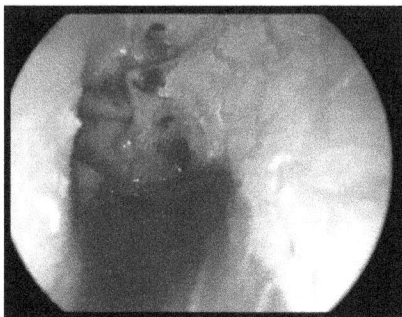

Photo XII : perforation montrant l'inversion
spontanée des berges

Photo XI : perforation subtotale

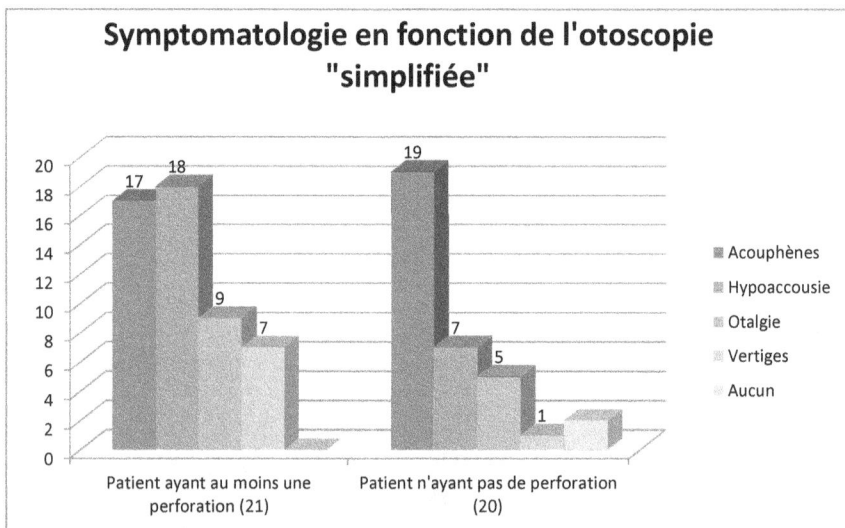

Graphique 10 : signes fonctionnels selon la présence d'une perforation

4. Évaluation audiométrique

L'oreille cophosée a été exclue des calculs afin de ne pas fausser les résultats en particulier dans le calcul du Rinne.

Pour les calculs statistiques, on a pris en compte les données suivantes :

La perte auditive moyenne en conduction aérienne correspondant à la moyenne des pertes auditives moyennes de chaque cas, définie par :

- P.A.M. en C.A. = (250Hz*+500Hz*+1000Hz*+2000Hz*+4000Hz*+6000Hz*)/6
  (250Hz* désigne la moyenne des seuils audiométriques sur cette fréquence)

La perte auditive moyenne en conduction osseuse correspondant à la moyenne des pertes auditives moyennes de chaque cas, définie par :

- P.A.M. en C.O. = (250Hz*+500Hz*+1000Hz*+2000Hz*+4000Hz*)/5

Le Rinne moyen défini par :

- R.M. = (250Hz°+500Hz°+1000Hz°+2000Hz°+4000Hz°)/5
  (250Hz° désigne la différence des moyennes des seuils audiométriques sur cette fréquence, CO-CA)

Les atteintes auditives de répartissent ainsi :

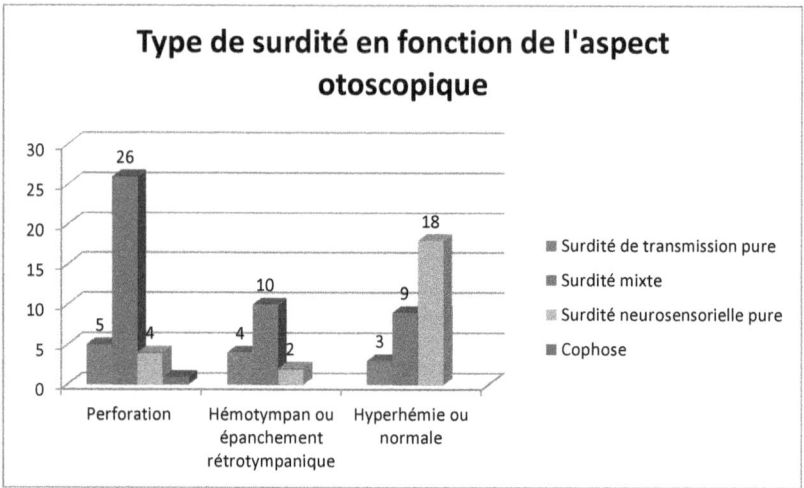

Graphique 11 : aspect audiométrique selon l'aspect otoscopique

On retrouvait 12 (15%) surdités de transmission pure, 45 (55%) surdités mixtes, 24 (29%) surdité de perception pure et 1 (1%) oreille cophosée.

5. Imagerie

5 patients qui présentaient un Rinne audiométrique plus important que ne le laissait présager leur examen otoscopique – 4 patients présentant un Rinne moyen supérieur à 30dB - ou des signes fonctionnels évocateurs d'atteinte cochléo-vestibulaire – 1 patient cophosé d'emblée avec d'importants vertiges - ont bénéficié d'un scanner des rochers, et ce, dans les 15 premiers jours après le traumatisme.

A noter que sur les 8 patients ayant bénéficié d'une tympanoplastie, 3 patients ont eu un scanner des rochers dans le cadre de leur bilan préopératoire, à plusieurs mois donc de l'explosion.

Dans ces trois cas, il ne montrait pas d'autre anomalie que la perforation tympanique.

Parmi les 4 patients présentant une importante surdité transmissionelle, deux patients présentaient « un doute sur une luxation incudo-stapédienne » décrite par le radiologue, dans les deux cas gêné par l'épanchement rétrotympanique.

Le patient cophosé présentait une fracture platinaire évoquée sur le deuxième scanner de contrôle réalisé deux mois après l'explosion (une fois que la labyrinthite ossifiante commençait à se traduire scannographiquement), le premier scanner évoquant là encore une luxation incudo-stapédienne (non retenue sur le deuxième scanner). L'IRM réalisée à deux mois a précisé l'infiltration intra labyrinthique par un processus tissulaire d'allure inflammatoire.

a) Lésions cochléo-vestibulaire

8 patients présentaient initialement des vertiges rotatoires, dont 7 avec au moins une perforation tympanique. Les vertiges n'ont été durables que pour un patient qui présentait cliniquement un syndrome vestibulaire périphérique harmonieux ; ses examens complémentaires révélaient une fracture platinaire compliquée d'une labyrinthite ossifiante objectivée au scanner 2 mois après l'explosion.

Parmi les 7 autres patients, 3 présentaient un syndrome vestibulaire de type « irritatif » avec un nystagmus horinzonto-rotatoire homolatéral à la lésion.

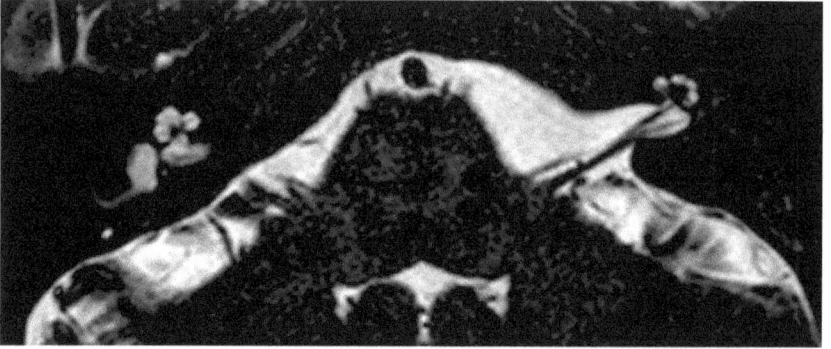

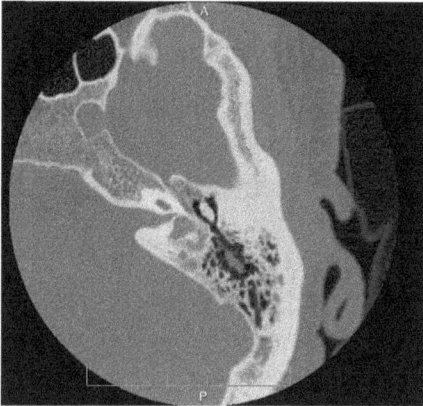

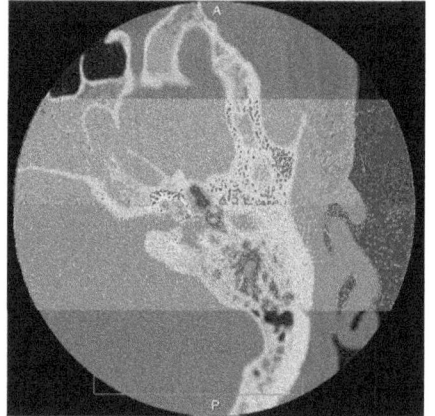

Photos XIII : labyrinthite ossifiante
après fracture platinaire, vue en IRM
et au scanner

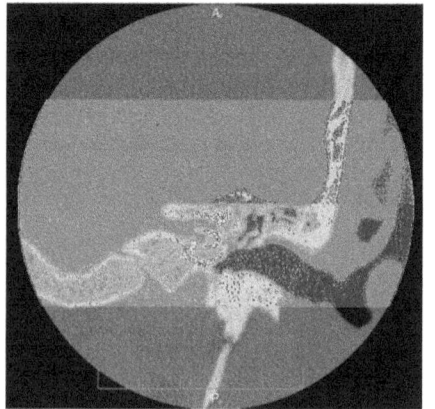

56

6. Lésions de blast ORL

On peut classer les lésions de nos patients :

- Lésions de blast primaire ORL : 21 (51%) patients présentaient au moins une perforation tympanique, 3 patients un blast pharyngo-laryngé.

  1 patient présentait des pétéchies au niveau du voile du palais, un présentait un placard ecchymotique du pilier antérieur de l'amygdale et un autre avait un placard ecchymotique des cordes vocales objectivées par l'équipe pré-hospitalière lors de l'intubation. A noter que parmi ces 3 patients, tous avaient un blast pulmonaire. Seuls 2 avaient une perforation tympanique.

- Lésions de blast secondaire ORL : 25 (61%) patients présentaient un polycriblage de la face.

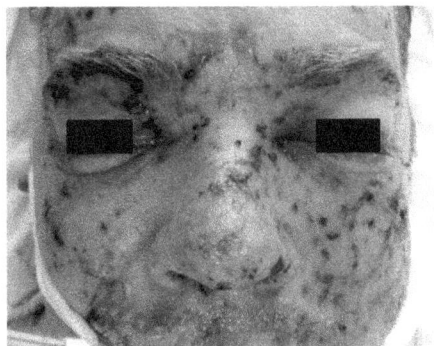

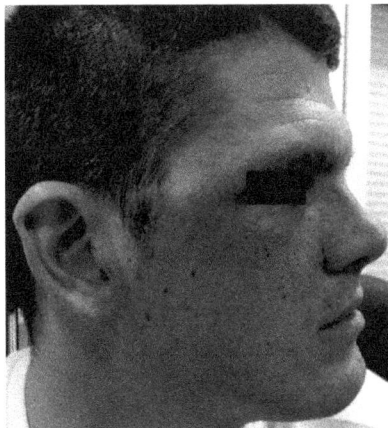

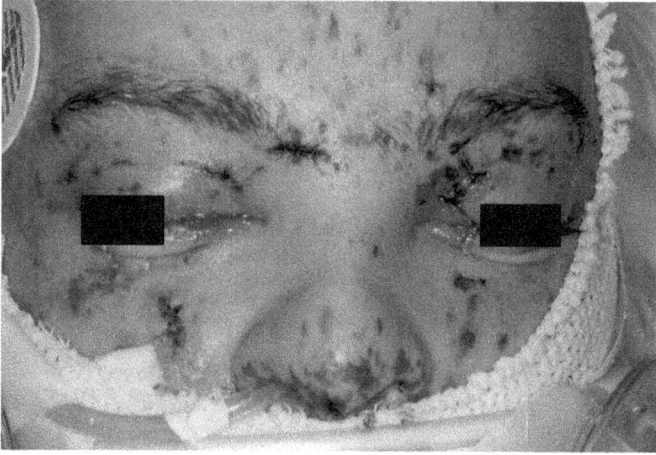

Photos XIV : aspects de polycriblage de la face

- Lésions de blast tertiaire ORL : 2 (5%) patients présentaient des fractures de la face, une du malaire, une de la mandibule.
- Lésions de blast quaternaire ORL : 6 (15%) patients présentaient des brûlures de la face, dont un au troisième degré.

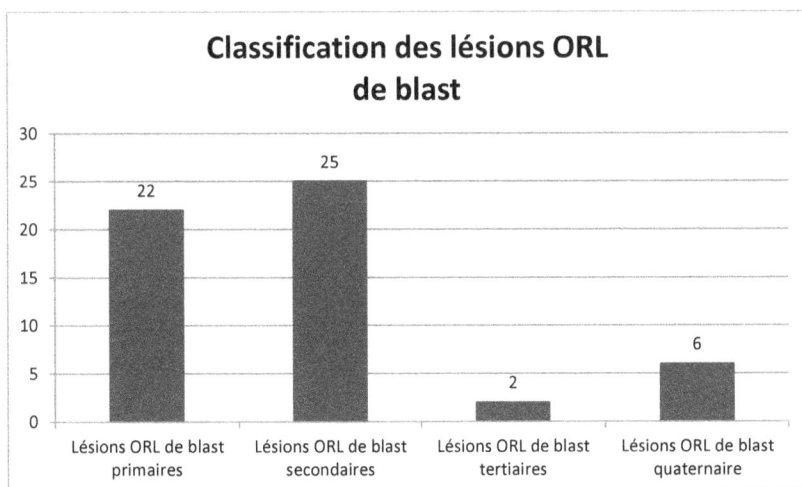

Classification des lésions ORL de blast

Lésions ORL de blast primaires	22
Lésions ORL de blast secondaires	25
Lésions ORL de blast tertiaires	2
Lésions ORL de blast quaternaire	6

Graphique 12 : répartition des lésions ORL de blast

7. Lésions associées autres qu'ORL

7 patients ont été polytraumatisés, un polytraumatisé étant défini par un blessé grave atteint d'au moins deux lésions ayant un retentissement majeur sur la fonction respiratoire et/ou circulatoire.

Parmi ces 7 patients, 3 ne présentaient pas de perforation tympanique.

14 (34%) patients présentaient des lésions primaires de blast autres qu'ORL.

Etaient classés **blastés pulmonaire** les patients présentant des signes radiologiques et cliniques de blast pulmonaire :

- signes radiologiques : pneumothorax, pneumomédiastin, emphysème,
- signes cliniques de blast pulmonaire : fonctionnel (dyspnée, douleur thoracique, toux, hémoptysie) ou physique (crépitants, asymétrie du murmure vésiculaire à l'auscultation, asymétrie de l'ampliation thoracique, emphysème sous cutané, cyanose, désaturation).

Etaient classés **blastés digestif** les patients dont des signes de blast digestif ont été diagnostiqués par le chirurgien viscéraliste au décours d'une laparotomie exploratrice. Il est donc probable que le nombre de blasts digestifs ait été fortement minoré du fait, bien entendu, de la laparotomie exploratrice non systématique chez l'ensemble des patients.

- 38 (92%) patients présentaient des lésions secondaires de criblage,
- 13 (32%) patients présentaient des lésions tertiaires à type de fractures des membres, fractures rachidiennes et amputation,
- 13 (32%) présentaient des lésions quaternaires à type de brûlures.

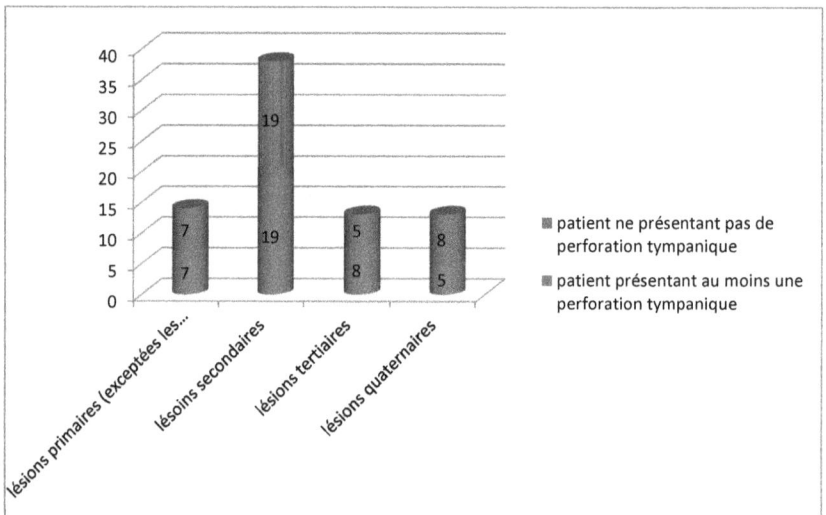

Graphique 13 : répartition des lésions de blast selon l'aspect otoscopique

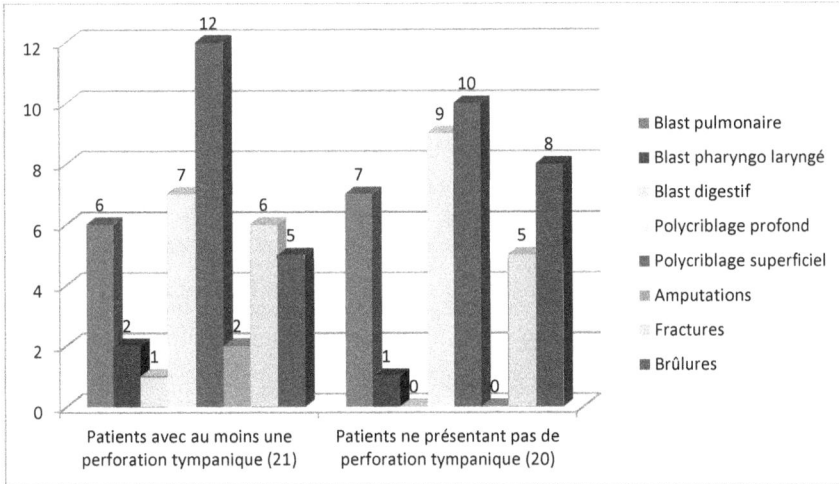

Graphique 14 : répartition des lésions de blast détaillées selon l'aspect otoscopique

8. Traitement médical ORL

a) Traitement de soutien cochléaire :

i. La corticothérapie :

19 (46%) patients ont reçu une corticothérapie, la plupart à une dose de 1mg/kg de Solumedrol® (méthylprednisolone) ou Solupred® (prednisolone).
- pour 7 d'entre eux, la corticothérapie a débuté en structure pré-hospitalière,
- pour 17 d'entre eux, elle a été administrée par voie intraveineuse.

ii. Les anti-ischémiques comprenant les vasodilatateurs dits périphériques.

- 15 (37%) patients ont reçu des vasodilatateurs périphériques seuls.

- 9 (22%) patients ont reçu des vasodilatateurs en associations avec leur corticothérapie.

iii. Antivertigineux

- 6 des 8 patients présentant des vertiges ont reçu du Tanganil® (acétylleucine).

iv. Antibiothérapie

- 16 (39%) patients ont reçu une antibioprophylaxie en pré-hospitalier.
- 8 patients une antibiothérapie curative pour une infection autre qu'ORL.
- 5 patients ont reçu une antibiothérapie locale par Ofloxacine devant l'apparition d'une otorrhée purulente.

v. Autres :

- 2 (5%) patients ont reçus une trithérapie anti-rétrovirale

vi. Psychothérapie :

- 34 (83%) patients ont eu un entretien avec un psychologue ou un psychiatre.
- 5 ont suivi une psychothérapie de soutien.

9. Traitement chirurgical

La moyenne d'âge des patients opérés était de 41,2 ans (26-57 ans) ce qui est supérieur à la moyenne d'âge de notre population.

Le délai moyen observé est de 14,2 mois entre l'explosion et la chirurgie (de 5 à 35 mois).

Le traitement chirurgical a concerné 9 perforations tympaniques chez 8 patients. Aucun n'avait de lésions ossiculaires associées.

Si l'on considère que les perforations subtotales représentent 90% de la surface tympanique totale, la taille moyenne des perforations opérées étaient de 78,3% (de 40 à 90%).

Tous ont bénéficié en première intention d'une myringoplastie, toutes par voie endaurale a minima : 3 avec un greffon cartilagineux (tragien), 6 un greffon d'aponévrose (temporale).

4 tympans sur 9 (44%) se sont fermés après l'intervention, mais un patient a dû être repris pour une épidermose rétrotympanique iatrogène ou passée inaperçue lors de la première intervention.

Parmi les 5 perforations résiduelles, 4 ont été reprises, dont 3 pour des perforations inférieure à 10% de la surface tympanique totale par myringoplastie avec greffon adipeux et une avec un greffon d'aponévrose, sans perforation résiduelle après ce deuxième temps.

Pour les résultats fonctionnels, le Rinne moyen préopératoire était de 28dB (15-42dB) et post-opératoire de 19dB (13-26dB). (A noter qu'il n'y pas eu de labyrinthisation donc dans tous les cas un Rinne stable ou fermé « par le bas »).

Tableau II : patients ayant bénéficié d'un traitement chirurgical

Sexe	âge	Tabagisme	Coté	Taille de la perforation (% de la surface tympanique totale)	Localisation	Délai entre l'explosion et l'intervention (mois)	Rinne moyen pré-opératoire	Scanner pré-opératoire	Type d'intervention / Type de greffon	Résultat	Reprise	Résultat final / Rinne moyen final
Homme	36	oui	droit	Sub-totale	Sub-totale	13	42	non	Myringoplastie Cartilage	Perforation résiduelle de 10%	Myringoplastie Greffon adipeux à 35 mois	Fermeture 21
Homme	36	oui	gauche	Sub-totale	Sub-totale	35	37	non	Myringoplastie Aponévrose	2 microperforations Rinne moyen 26dB		
Homme	54	oui	droit	60%	Centrale	18	28	oui	Myringoplastie Aponévrose	Microperforation postéro-inférieure	Myringoplastie Greffon adipeux	Fermeture 23
Homme	53	non	gauche	Sub-totale	Subtotale	20	15	oui	Myringoplastie avec alésage du CAE aponévrose	Fermeture 13		
Homme	37	non	droit	75%	Postéro-inféro-supérieure et antéro-inférieure	6	22	non	Myringoplastie aponévrose	Microperforation	Myringoplastie Greffon adipeux à 9 mois	Fermeture 18
Homme	32	non	droit	Subtotale	Subtotale	7	25	non	Myringoplastie aponévrose	Fermeture Cholestéatome du conduit (perles marsupialisées en consukltation) 22		
Femme	57	non	droit	80%	inférieure	5	16	oui	Myringoplastie aponévrose	Fermeture mais reprise pour épidermose rétrotympanique antéro-inférieur	Tymapnoplastie type 1 Cartilage	Fermeture 20
Homme	35	oui	droit	Sub-totale	Sub-totale	11	38	non	Myringoplastie cartilage	Perforation antéro-inférieure de 15%	Tympanoplastie aponévrose	Fermeture 18
Homme	26	oui	gauche	40%	inférieure	13	29	non	Myringoplastie cartilage	Fermeture Rinne 13dB		

Suivi

78 patients blastés reçus aux H.I.A. Percy (38) et du Val de Grâce (3)

37 patients exclus :

- 3 patients dont l'état clinique n'a pas permis d'évaluation audiométrique
- 4 patients à l'otoscopie normale non amputés non brûlés
- 6 patients pour un traumatisme en milieu liquidien
- 24 patients pour un blast par explosifs mineurs ou traumatisme direct

41 patients inclus

19 patients perdus de vue après la première hospitalisation

22 patients suivis à 1 mois

10 patients perdus de vue entre le premier et le troisième mois

12 patients suivis à 3 mois (3 à 61mois)

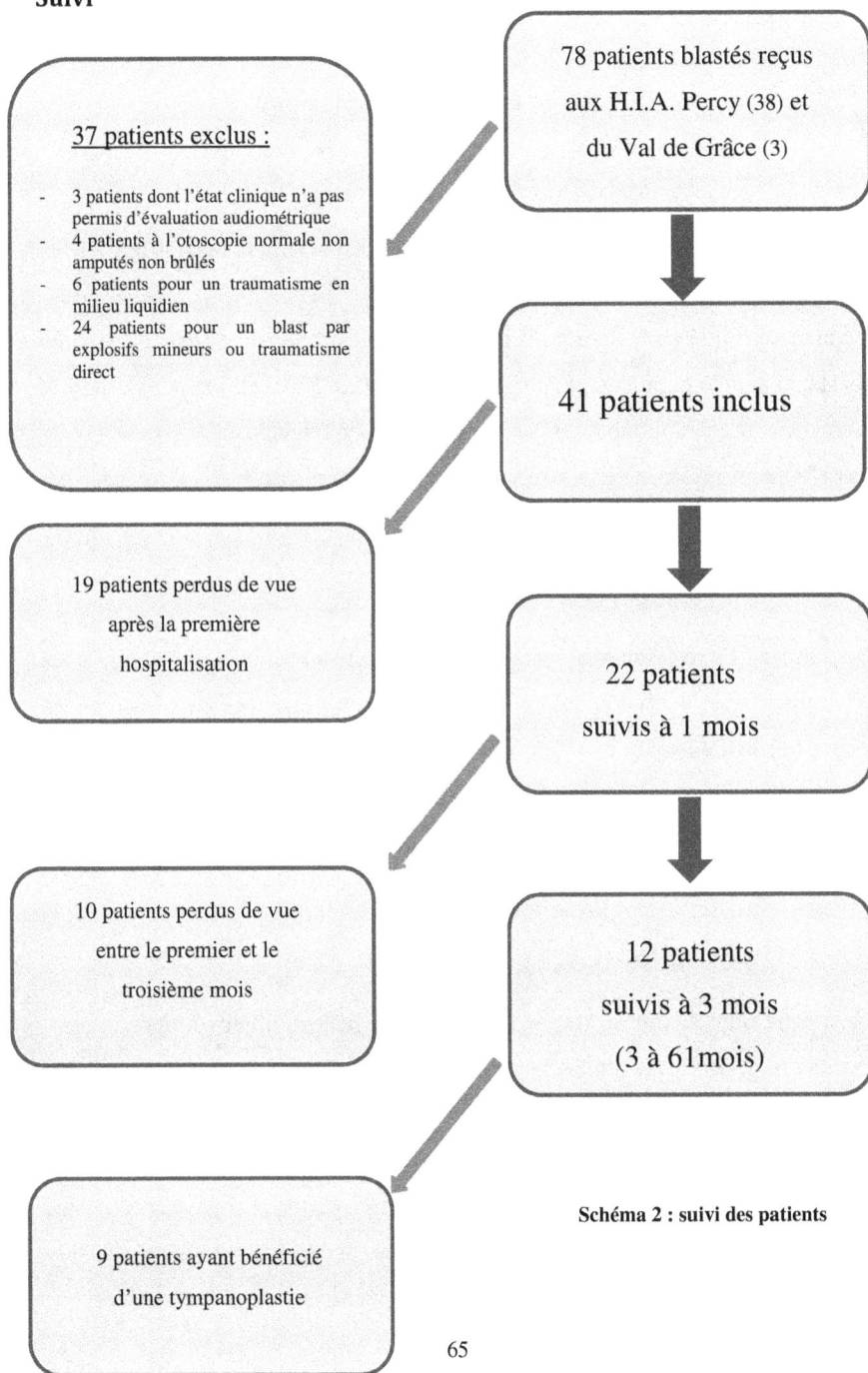

Schéma 2 : suivi des patients

9 patients ayant bénéficié d'une tympanoplastie

1. Circonstance des explosions

a) Agents vulnérants

Dans notre série, près des trois quart des agents vulnérants étaient des agents explosifs artisanaux.

On note ainsi que les lésions par I.E.D. (Improvised Explosive Devices) sont en constante augmentation depuis la guerre d'Irak (2003-2011), jusqu'à devenir la première cause de mortalité lors du conflit actuel en Afghanistan.

Les IED sont particulièrement pourvoyeurs de lésions de blast secondaire par rapport aux autres bombes(16).

b) Ambiance

Dans 39 cas, l'explosion était consécutive à un acte terroriste. Dans 31 cas (tous les militaires et 4 civils), elle a eu lieu sur une zone de conflit active, en ambiance belliqueuse, où l'on pourrait s'attendre au port de moyen de protection.

Dans 1 cas, l'explosion était due à un accident domestique.

Dans 1 cas, l'explosion était due à un accident industriel (patient artificier).

c) Milieu ouvert / milieu fermé

Dans notre série, la plupart des explosions ont eu lieu en milieux fermés.

La littérature décrit habituellement des lésions de blast plus sévères en milieux confinés, du fait des réverbérations des ondes de choc (18). Ceci est également valable pour les lésions de blast auriculaires, que ce soit de l'oreille interne ou moyenne.(19). Cependant, ces études ne prennent pas en compte la probabilité plus élevée, d'être plus proche de la source de l'explosion dans un espace enclos. Ce rapprochement avec l'épicentre implique immédiatement plus de lésions.

Au niveau otoscopique, on retrouvait en effet une différence significative du nombre de perforation tympanique en milieux fermés.

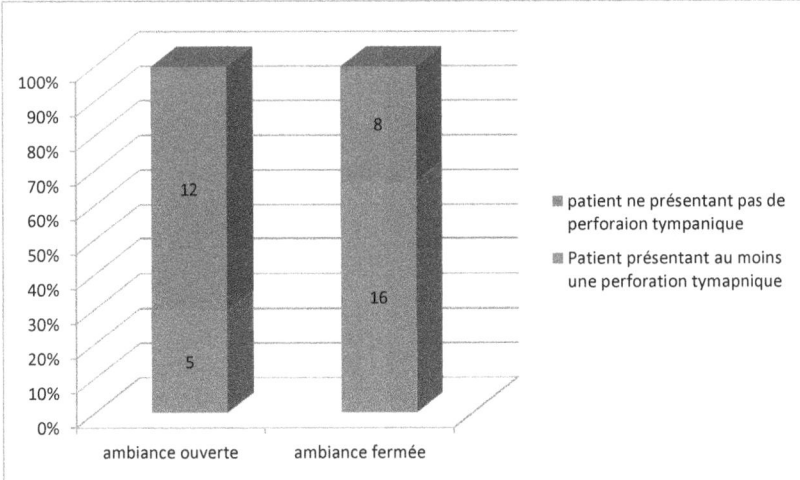

Graphique 15 : aspect otoscopique selon le milieu de l'explosion

En revanche, au niveau des données audiométriques, on ne retrouvait pas de différence significative (p ≤ 0,1) entre les pertes auditives en milieux ouverts ou fermés.

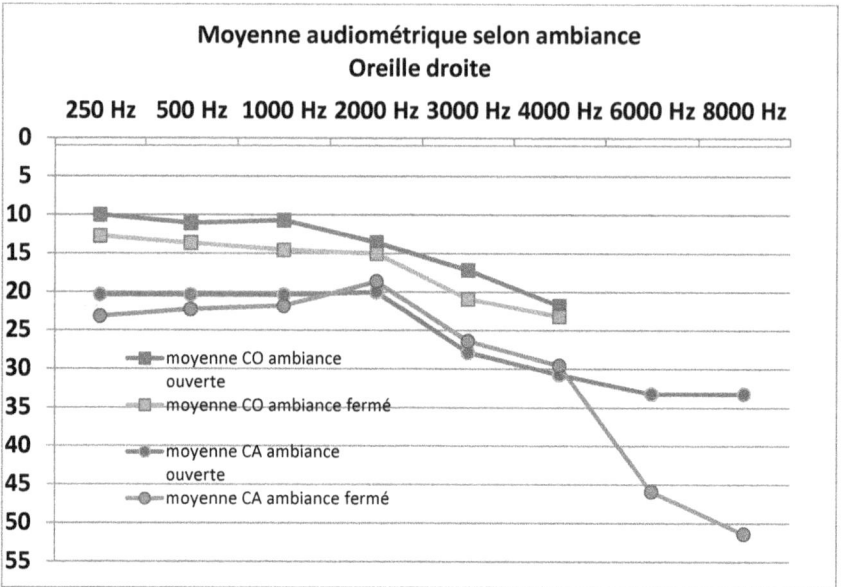

Moyenne audiométrique selon ambiance
Oreille droite

- moyenne CO ambiance ouverte
- moyenne CO ambiance fermé
- moyenne CA ambiance ouverte
- moyenne CA ambiance fermé

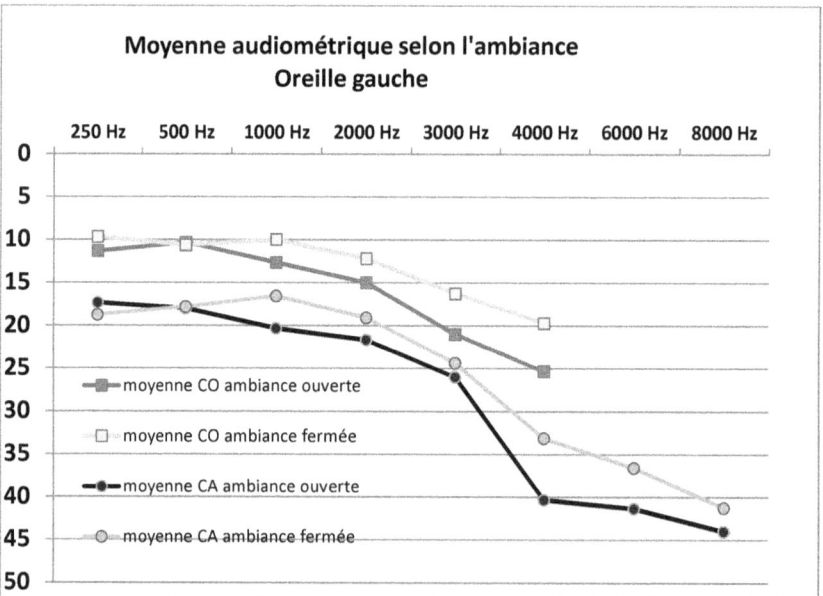

Moyenne audiométrique selon l'ambiance
Oreille gauche

- moyenne CO ambiance ouverte
- moyenne CO ambiance fermée
- moyenne CA ambiance ouverte
- moyenne CA ambiance fermée

Graphique 16 : moyenne audiométrique selon ambiance, oreilles droite et gauche

Au sein de ces 24 explosions en ambiance fermée, 15 (63%) se sont déroulées alors que les victimes étaient dans un véhicule.

Parmi ces 15 patients, 8 étaient dans un véhicule d'avant blindé, les autres étant dans un bus « civil », donc un véhicule aux mesures de protection non renforcé.

Actuellement, et au vu du nombre croissant d'agents vulnérants par mines anti-char, ces véhicules ont été spécialement étudiés pour atténuer au maximum les lésions de blast (20; 21), même si Dougherty nous rappelle que ces lésions restent de morbi-mortalité plus élevées que celles subies par les fantassins à pied(22).

7 blessures par explosion ont eu lieu dans un bus civil. Leibovici a comparé les lésions de blast entre un espace ouvert et deux bus civils chez 297 victimes d'explosion. Les victimes dans les bus présentaient significativement plus de lésions de blast primaire, des blessures plus sévères, et une mortalité plus élevée(23).

2. Démographie de la population

a) Age et Sexe

Notre population était jeune puisque la moyenne d'âge était de 34 ans. Cela s'explique par le fait que nos patients étaient pour la plupart militaire (65,8%).

La moyenne d'âge pour les 14 civils était de 40,5 ans (27-57 ans)
La moyenne d'âge pour les 27 militaires était de 30,8 ans (20-49 ans)

La population est à très nette prédominance masculine (92,6%) du fait :

- du nombre de personnels féminins réduit dans l'armée : en 2007, l'armée comptait 50000 (11,4%) femmes tous services confondus sur 437 000 personnels dont 355 000 militaires soumis au statut général des militaires (38 000 officiers, 200 000 sous-officiers, 92 000 militaires du rang et 25 000 volontaires) et 83 000 civils (fonctionnaires, contractuels et ouvriers d'État). Or, ce taux décroit d'autant plus dans les unités opérationnelles, les plus touchées par ce type d'évènement morbide

- 6 des 14 civils sont des victimes de l'attentat de Karachi du 8 mai 2002, alors assis dans un autobus de la marine pakistanaise. La plupart sont des techniciens français de la Direction des constructions navales de Cherbourg-Octeville, tous de sexe masculin. Les autres civils étaient souvent « en voyage affaire » au moment de l'explosion. Or, selon les nationalités, 59% à 81% des touristes d'affaires sont actuellement des hommes(24). Une seule civile était en voyage touristique.

b) **Antécédents Médico- Chirurgicaux**

i. *Patients militaires*

Les antécédents n'ont pas été relevés dans la mesure où ces militaires ont tous été victime d'une explosion alors qu'ils étaient en Opération Extérieure (OPEX). L'aptitude nécessaire pour partir en OPEX requiert une excellente condition physique et psychologique.

Une visite médicale avant le départ valide cette aptitude selon le score SYGICOP :

Sept sigles définissent le profil médical, ils correspondent respectivement :

S : à la ceinture scapulaire et aux membres supérieurs

I : à la ceinture pelvienne et aux membres inférieurs

G : à l'état général

Y : aux yeux et à la vision (sens chromatique exclu)

C : au sens chromatique

O : aux oreilles et à l'audition

P : au psychisme

Le choix du sigle dépend de la localisation de l'affection. Toutefois, l'appréciation de l'état général (G) ne se limite pas à la complexion ou à la robustesse physique générale. Toute affection, évolutive ou non, fut-elle localisée et par conséquent déjà cotée dans d'autres sigles, peut également influer sur le coefficient attribué au sigle G dès lors qu'elle est susceptible de retentir sur l'organisme dans son ensemble par des complications ou une diminution de la résistance et de l'activité du sujet. 6 coefficients (de 1 à 6) peuvent être attribués à chacun des sigles S, I, G, Y, O., 5 pour les sigles C, P

Six coefficients possibles (0 à 5) : le coefficient 0 indique l'aptitude initiale à l'engagement. Il est attribué par le médecin généraliste lors de l'expertise médicale initiale effectuée au centre d'expertise ou dans les services médicaux d'unités. Il a un caractère provisoire et doit être transformé en un coefficient définitif d'aptitude ou d'inaptitude (1 à 5) avant la fin de la période probatoire de service actif fixée par les textes propres à chaque armée.

Le coefficient à attribuer à l'un des sigles du profil médical doit être choisi en fonction de la gravité de l'affection ou de l'importance des séquelles sans prendre en considération la catégorie de personnel à laquelle appartient le sujet examiné, son emploi, son ancienneté de service ou son grade.

- Coefficient 0.

Attribué au sigle P par le médecin d'unité ou le spécialiste de psychiatrie, il traduit l'aptitude à l'engagement telle qu'elle peut être évaluée lors de l'expertise médicale initiale.

- Coefficient 1.

Il traduit l'aptitude à tous les emplois des armées mêmes les plus pénibles, les plus contraignants ou les plus stressants. Attribué au sigle P par le médecin d'unité ou le spécialiste de psychiatrie, il traduit, avant la fin de la période probatoire de service actif (contrat ou carrière), l'aptitude à tous les emplois des armées.

- Coefficient 2.

Il autorise la plupart des emplois militaires. Attribué au sigle P par le médecin d'unité ou le spécialiste de psychiatrie, il indique au cours du service actif la nécessité de limitations partielles et temporaires de l'aptitude à servir pour des motifs d'ordre psychoaffectif.

- Coefficient 3.

Il correspond aux niveaux d'aptitude suivants :

- I 3 et G 3 entraînent une restriction appréciable dans l'entraînement, notamment l'entraînement physique au combat et limite l'éventail des emplois, en particulier ceux de combattants au contact direct avec l'ennemi ;

- S 3 marque une limitation importante du potentiel fonctionnel du membre supérieur ;

- P 3 attribué par le médecin d'unité ou par le spécialiste de psychiatrie, indique au cours du service actif la nécessité d'inaptitudes temporaires au service en raison de troubles psychiatriques ou psychologiques dont la prise en charge médicale est temporairement incompatible avec le service actif.

- Coefficient 4.

Attribué à l'un des sigles S, I ou G, ce coefficient exempte de tout entraînement physique au combat. Il limite l'affectation des sujets ainsi classés à des activités essentiellement sédentaires

- Y 4 et O4 correspondent aux normes requises pour la conduite des véhicules du groupe II (Poids lourd et transport en commun).

- P 4 attribué par le médecin spécialiste de psychiatrie indique, au cours du service actif, une inaptitude définitive à servir en raison de troubles importants de la personnalité et de l'adaptation.

- Coefficient 5.

Attribué au sigle Y, il est incompatible avec de nombreux emplois opérationnels et reste compatible avec la majorité des emplois de soutien.

Attribué à l'un des sigles SIG ou O, il réduit l'aptitude à des emplois sédentaires éventuellement adaptés.

Attribué au sigle P par le médecin généraliste ou le médecin spécialiste de psychiatrie lors de l'expertise médicale initiale, ou par le seul médecin spécialiste de psychiatrie au cours du service actif, il indique une inaptitude totale et définitive à servir en raison d'une pathologie psychiatrique évolutive.

- Coefficient 6.

Quel que soit le sigle auquel il est attribué, il commande une inaptitude totale.

L'indice temporaire « T » peut être attribué à l'un des coefficients des divers sigles du profil médical (à l'exception du sigle C et du sigle P).

Lorsque cet indice affecte un coefficient compatible avec l'aptitude à servir, il marque :

- soit l'existence d'une affection susceptible de guérir ou d'évoluer favorablement (spontanément ou après traitement) et qui, par conséquent, n'entraînera qu'une restriction temporaire et partielle de l'aptitude ;

- soit un doute quant à la réalité des syndromes fonctionnels, à manifestations essentiellement subjectives.

Le profil médical est ainsi établi, les coefficients étant portés en dessous du sigle correspondant.

Nos militaires, étaient aptes à servir en opération extérieure, sont donc considérés comme « sans antécédents médico-chirurgicaux » notables.

ii. Patients civils

Pour les 14 patients civils, les antécédents suivants avaient été relevés :

- 3 patients étaient traités pour de l'hypertension artérielle,
- 2 patients étaient traités pour hypercholestérolémie.

Ces facteurs de risques cardiovasculaires nous ont semblé à rapporter du fait d'une corrélation entre ces derniers et la susceptibilité de l'oreille interne soulevée par Helzner (25), qui montre une surdité plus importante chez les patients présentant une hypertriglycéridémie, une dysfonction ventriculaire. Cependant, notre effectif de patients présentant de tels facteurs de risque était trop réduit pour porter des conclusions.

iii. Statut tabagique

Le statut tabagique a été notifié pour 38 patients (22 fumeurs, 16 non-fumeurs). En effet plusieurs études montrant une corrélation entre la surdité et le tabac, nous nous sommes interrogés sur l'impact du tabac sur les oreilles blastées. Au niveau clinique, on ne retrouvait pas de différence entre les aspects otoscopiques des fumeurs et non-fumeurs.

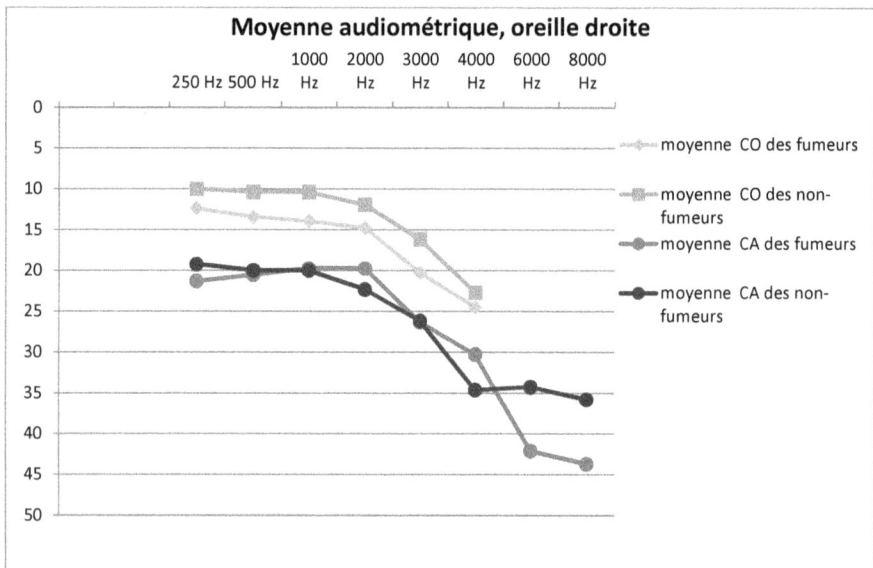

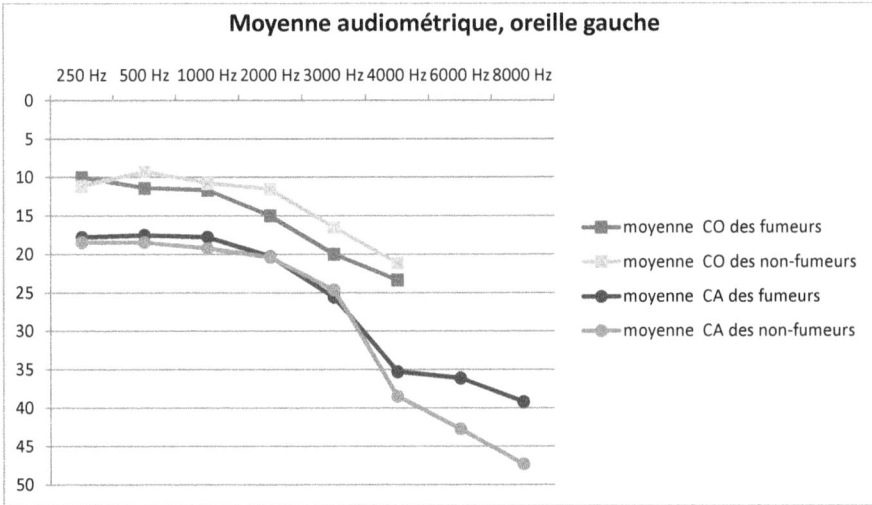

Graphique 17 : moyenne audiométrique selon statut tabagique, oreilles droite et gauche

La littérature montre que l'altération physiologique de la fonction auditive est plus importante chez les fumeurs (26; 27). En revanche, il n'y pas de données sur la susceptibilité des oreilles internes des fumeurs lors d'un traumatisme sonore aigu.

Dans notre série, nous ne retrouvons pas de différence significative audiométrique ($p \leq 0,1$) entre les fumeurs et non-fumeurs (moyennes réalisées sur les 38 patients dont le statut tabagique était notifié, sous réserve d'une analyse qualitative).

3. Chaîne d'évacuation sanitaire

Le délai moyen entre l'explosion et le rapatriement en structure hospitalière a été de 2,3 jours (de 1 à 5 jours).

La durée moyenne d'hospitalisation des blessés rapatriés a été de 12,6 jours (de 2 à 68 jours).

Lorsque l'étude a été réalisée, il n'y avait pas de spécialiste ORL sur les terrains de projection. Depuis septembre dernier, un chirurgien militaire otorhinolaryngologiste complète l'équipe chirurgicale de l'HMC de KAIA (Kaboul International Airport) en Afghanistan.

Pour 36 patients, soit 72 tympans, l'examen otoscopique avait été réalisé et notifié par l'équipe pré hospitalière :

Comparaison des données otoscopiques

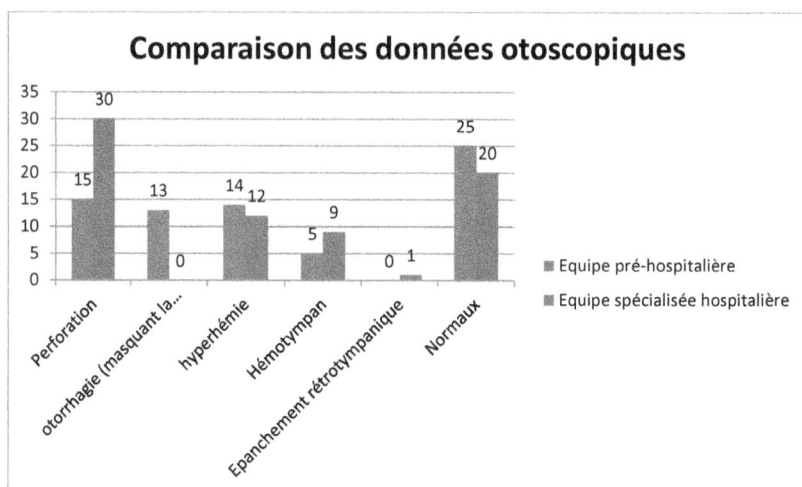

Graphique 18 : comparaison des données otoscopiques selon statut de l'examinateur

On rappelle que les équipes pré-hospitalières n'ont pas de moyens d'aspirer le sang et les débris du conduit auditif externe.

L'otorragie semble constituer un excellent signe prédictif de perforation tympanique.

En considérant ce fait, seule 2 perforations n'ont pas été visualisées par les équipes pré hospitalières.

Compte tenu du délai moyen de rapatriement sanitaire, il faut prendre en compte les évolutions naturelles des lésions tympaniques, telles que la disparition de l'hyperhémie périmartellaire.

Contrairement aux données de la littérature(28), nos médecins militaires de l'avant semblent donc particulièrement rodés à l'examen otoscopique. Dans la plupart des Hôpitaux d'Instruction des Armées, les Internes des Hôpitaux des Armées de Médecine Générale réalisent des stages de quelques jours en ORL avec une large part de suivi de consultation qui leur permettent sans doute d'acquérir les bases de l'examen otoscopique.

4. Examen clinique en structure hospitalière

a) Signes fonctionnels orl

Dans notre série, les signes fonctionnels les plus souvent rapportés par les patients sont respectivement des acouphènes (88%), des hypoacousies (61%), des otalgies (34%), des vertiges (20%), avec une association possible de plusieurs signes fonctionnels.

Ces données diffèrent selon les séries :

Tableau III : répartition des signes fonctionnels selon les séries

	Acouphènes	Hypoacousie	Otalgie	Vertiges
Notre série mixte 41 patients	**88%**	61%	34%	20%
Série de Ritenour(29) 466 patients militaires	50%	77%	15%	8%
Série de Miller(30) 138 patients civils	46%	45%	25%	0%
Série de Poncet(16) 38 patients	52%	92%	21%	10%
Série de Mrena(31) 29 patients civils	66%	55%	41%	14%
Série de Cohen(19) 17 patients	88%	88%	9%	41%

Dans notre série, nous avons un nombre plus important de patients se plaignant d'acouphènes, d'otalgie (souvent intriqués) et de vertiges.

Par rapport aux 3 autres séries, notre série a concerné des lésions par explosifs majeurs.

i. Acouphènes

Les acouphènes sont donc, de loin, la plainte fonctionnelle majoritaire des patients puisque 87,8% s'en plaignaient lors de la première consultation ORL. Ils sont souvent intenses, de tonalité aigue.

Sur les 22 patients suivis 1 mois, 17 (77%) se plaignaient d'acouphènes initialement et 13 (59%) à 1 mois d'évolution.

Sur ces 22 patients, 13 ont été suivis à 1 mois et 3 mois.

Sur ces 13 patients, 9 (69%) se plaignaient d'acouphènes initialement, 7 (54%) à 1 mois d'évolution et plus encore 8 (62%) à 3 mois. Ces acouphènes sont durables : Bruins retrouve une persistance de ceux-ci à 1 an sur la moitié des oreilles lésées(32).

Plus de la moitié des patients blastés nécessitant une hospitalisation présentent un état de stress post traumatique(33). Or, plusieurs études montrent une plus forte prévalence des acouphènes chez les patients présentant un état de stress post traumatique indépendamment du traumatisme source (psychologique, physique) (34), notamment sans traumatisme source otologique.

Il est donc très difficile de discerner l'étiologie des acouphènes, souvent multifactorielle, chez ces patients à la fois touchés sur le plan otologiques et psychologiques.

ii. Vertiges

Dans la majorité des cas, les patients rapportent une vague sensation d'instabilité sans réelle composante vertigineuse rotatoire, et l'examen clinique ne retrouve pas de signes physiques objectifs(31) tels que des nystagmus et déviation segmentaire. Cette sensation est souvent corrélée à un traumatisme crânien associée, alors plus associée à une lésion de blast secondaire ou tertiaire qu'à une lésion directe de blast primaire. Ainsi, l'examen clinique vestibulaire est le plus souvent normal.

Dans notre série, sur les 8 patients présentant des vertiges, 1 seul présentant un syndrome vestibulaire périphérique harmonieux, 3 un nystagmus de type « irritatif ».

Parmi ces 8 patients, 7 présentaient une perforation tympanique. Les vertiges seraient donc un bon signe prédictif de perforation tympanique.

L'épreuve calorique calibrée avec enregistrement sous vidéonystagmographie est, du fait des perforations, difficilement réalisable. Même en utilisant un système de stimulation à l'air, elle est très mal tolérée chez les patients présentant une perforation. Nous n'avons pas réalisé d'épreuve rotatoire.

En général, la sensation vertigineuse rapportée par les patients traduit une dysfonction oto-neurologique objectivable.

Ainsi, Scherer a comparé prospectivement deux groupes de 12 soldats américains : l'un asymptomatique, l'autre symptomatique pour les vertiges(35). Ces derniers ont en effet une plus grande hypovalence vestibulaire en vidéonystagmographie. Par contre, dans les deux groupes, on retrouve des troubles de l'oculomotricité ou des nystagmus pathologiques davantage d'origine centrale non expliquées. Cette même observation est retrouvée par Van Campen(36).

Contrairement aux vertiges décrits par les patients de notre série, la littérature retrouve une tendance à la pérennisation de cette sensation d'instabilité(36; 37)

Plusieurs théories sont discutées selon que l'atteinte affecte davantage les organes otolithiques (saccule et utricule) ou les canaux semi circulaires, comme le suppose Akin (38). Dans sa série de 37 cas, Cohen rapporte un cas de vertiges positionnels paroxystiques bénins objectivé à la manœuvre de Dix-Hallpike après une lésion par blast(19), tout comme Kerr(39; 40), même si ces cas restent exceptionnels.

iii. Otalgie

Dans notre série, l'otalgie n'a pas été évaluée quantitativement, si bien que la nuance entre inconfort et douleur peut s'avérer subtile. De même, la frontière peut être floue entre une hyperacousie douloureuse et une otalgie vraie.

La plupart de nos patients rapportant une otalgie (80%) présentaient des plaies du conduit auditif externe.

Par contre, la présence d'une perforation tympanique, n'est pas, dans notre série, corrélée au ressenti douloureux.

b) **Signes physiques**

L'examen ORL en hospitaliser a été effectué par un spécialiste en ORL et chirurgie cervico-faciale.

L'appréciation des caractéristiques des perforations est une donnée qui reste subjective.

i. *Examen otoscopique*

Aspect otoscopique

L'aspect peut parfois se limiter à une hyperhémie périmartellaire, appelée aussi signe de Müller. L'hémotympan est rarement observé dans la littérature contrairement à notre série.

Cas particulier des perforations

Nombre de perforations

Dans notre série, 21 patients présentaient au moins une perforation, avec un total de 36 perforations (44% des tympans examinés).

Le nombre de perforations retrouvées chez les patients exposés à une onde de souffle est très variable d'une série à l'autre et dépendent de multiples facteurs détaillés par la suite.

Forme des perforations

Ces perforations étaient de forme géométrique (polygonale) dans 13 cas (36%) et de forme arrondie dans 23 cas (64%).

Dans sa série de 200 cas de blast auriculaire d'origine mixte (aériens et liquidiens, explosifs mineurs et majeurs), Cudennec observe 54(32%) perforations géométriques (polygonales ou linéaires) et 118 (71%) perforations arrondies(41).

Ces proportions sont donc comparables à notre série.

Cependant, l'appréciation de ces formes ne peut se faire sans tenir compte du délai de l'examen par rapport au traumatisme initial, la tendance naturelle évolutive des perforations tympaniques étant de s'ovaliser. Notre délai moyen était de 2,3 jours contre 12 jours pour Cudennec. Nous retrouvons donc un peu plus de perforations de forme géométrique pour nos patients victimes d'explosifs majeurs.

Cette appréciation reste encore une fois subjective.

Localisation des perforations

Tableau IV : répartition des localisations des perforations selon les séries

	Antér oinfér ieure	Postéro- inférieu re	Inférieu re complè te	Antéro- supérie ure	Postéro- supérie ure	Subtota le	Multipl es
Notre série	13 (36%)	3 (8%)	2 (6%)	1(3%)	1(3%)	11(31 %)	5(14%)
Poncet(16)	8%	8%	5%	2%	5%	30%	
Cudennec(41)	23%	28%	16%		11%	5%	14%
Pommier(42)	20%	18%	Non précisé	6%	18%	0%	0%
Ritenour(43)	15%	5%	5%	3%	1%	34%	0%
Bruins(32)	47%	13%	0%	0%	20%	20%	0%

Ont été écrits en rouge les zones les plus touchées dans les différentes séries.

Dans notre série, comme dans la littérature, on retrouve une atteinte prédominante de la région inférieure et plutôt postérieure.

Taille des perforations

Tableau V : répartition de la taille des perforations selon les séries

	Inférieur à 25%	Entre 25-50%	Entre 50-75%	Supérieur à 75%
Notre série 100% d'explosifs majeurs	17 (47%)	6 (17%)	2 (6%)	11 (31%)
Ritenour (29)	39%	21%	40%	
Patow (44) 100% d'explosifs majeurs	39%	36%	16%	10%
Poncet(16) 39 % d'explosifs majeurs	45%	24%		32%
Pommier(42) 0% d'explosifs majeur	75%	25%		0%

On retrouve une nette corrélation entre la taille des perforations retrouvées et les agents vulnérants. Ainsi, Pommier, dans sa série de 80 blasts, n'a aucun blast par explosifs majeurs, et aucune perforation de grande taille.

Fermeture spontanée des perforations

Le nombre de fermeture spontanée et le délai sont eux aussi très variables d'une série à l'autre : 23% à 3 mois et 38% à 2 ans dans la série de 124 perforations de Miller sur 2 ans (30).

Ritenour montre que le taux de fermeture spontanée varie selon la taille de la perforation : il est de 92% pour les perforations punctiformes, et seulement de 20% pour les perforations de 50% à 80% de la membrane tympanique totale (29)et aucune fermeture spontanée pour les perforations de plus de 80%(17; 29).

On comprend donc pourquoi le nombre de fermetures spontanées diffère selon l'agent vulnérant, les explosifs majeurs entraînant des perforations de plus grande taille.

Tableau VI : différences inter-aurales cliniques

Oreille Droite / Oreille Gauche	Perforation	Hyperhémie	Hémotympan	Epanchement rétrotympanique	Normal	Total
Perforation	14	2	0	0	1	17
Hyperhémie	3	4	2	0	2	11
Hémotympan	2	1	1	0	0	4
Epanchement rétrotympanique	0	1	1	0	0	2
Normal	0	1	6	0	0	7
Total	19	9	10	0	3	41 / 41

On ne retient pas de différence significative (p ≤ 0,1) entre l'examen otoscopique de l'oreille droite et gauche.

Dans notre série, 14 des 21 patients présentant une perforation tympanique ont une perforation bilatérale soit près de 67%. C'est beaucoup plus que ce que décrit Cudennec (10%)(45) mais son article s'intéresse à l'ensemble des blasts qu'elle que soit l'étiologie. Dans les séries rapportant des explosions par explosifs majeurs, comme chez nos patients, les perforations sont bilatérales dans 45 à 48 % des cas (44; 46)

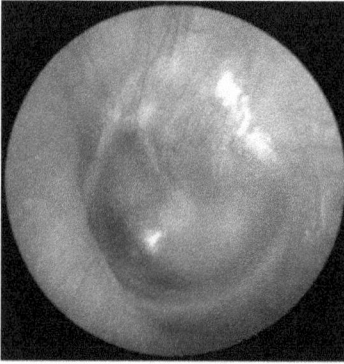

Photo XVI : hyperhémie périmartellaire

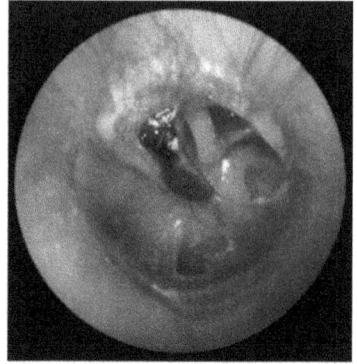

Photo XV : double perforation
géométrique et arrondie

iii. Lésions ossiculaires

Dans notre série, on retrouve 2 cas de luxation incudo-stapédienne supputée sur l'imagerie mais n'ayant pu être objectivée en peropératoire, ces patients n'ayant pas été opéré.

Dans la littérature, les cas de luxation ossiculaire restent rares dans les traumatismes otologiques par blast.

Ainsi, Sprem, dans sa série de 651 patients blastés, ne retrouve que 9 (1%) interruptions de la chaîne ossiculaire confirmées en peropératoire(47), 9% pour Sudderth(48) et aucune pour Pahor (17)et Kerr(39).

5. Oreille interne

a) **Evaluation audiométrique**

L'audiométrie tonale en courbe osseuse moyenne retrouve une atteinte perceptionnelle, sans encoche particulière, en particulier de scotome sur 4000Hz.

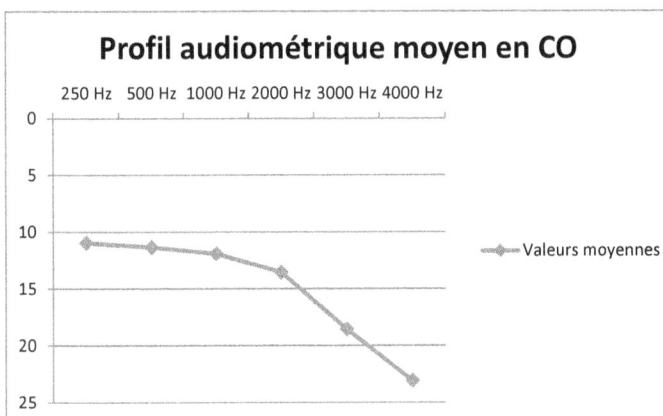

Graphique 19 : profil audiométrique moyen en courbe osseuse

b) **Cas particulier des fistules périlymphatiques**

Les fistules périlymphatique, communication anormale entre le compartiment liquidien périlymphatique et l'oreille moyenne, sont le plus souvent l'apanage de traumatismes du rocher qui entraînent soit une commotion labyrinthique, soit une fracture avec possibilité de fuite de liquide périlymphatique au niveau des fenêtres cochléaires ou vestibulaires. Plusieurs signes fonctionnels ou physiques peuvent nous orienter vers une fistule périlymphatique : des vertiges positionnels ou liés à l'effort, des acouphènes, une surdité fluctuante, des anomalies de l'examen vestibulaire, un signe de la fistule positif(49). Au niveau audiométrique, la surdité de perception est fluctuante, atypique, positionnelle voire totale comme chez notre patient cophosé. Il est important de réaliser une audiométrie positionnelle (50). Au scanner, le pneumolabyrinthe, signe tomodensitométrique pathognomonique, n'est pas toujours retrouvé.

Le diagnostic reste très difficile et les examens doivent être répétés pour plus de sensibilité(51). Dans notre série, un de nos patient cophosé présentait une fracture platinaire, identifiée sur le second scanner, qui s'est compliquée d'une labyrinthite ossifiante. Son scanner initial ne montrait pas de pneumolabyrinthe. Sept autres patients présentaient des vertiges. Très peu de cas de fistule périlymphatique par blast aérien, donc par voie implosive de Goodhill, ont été décrit dans la littérature. En pratique, les tests complémentaires qui pourraient orienter le diagnostic à type d'audiométrie positionnelle, vidéonystagmographie, IRM sont difficilement réalisables chez ces patients souvent polytraumatisés, non déplaçables, contre-indiqués à l'IRM du fait d'un polycriblage. Qui alors explorer chirurgicalement et dans quel délai ? Prisman conseille une exploration systématique des patients ayant une otoliquorhée persistante, une surdité d'aggravation progressive ou des vertiges persistants(52). Notre patient cophosé, actuellement toujours handicapé par ses vertiges devrait ainsi bénéficier d'une fermeture de ses fenêtres cochléo-vestibulaires.

c) **Corrélations des lésions de l'oreille moyenne et interne**

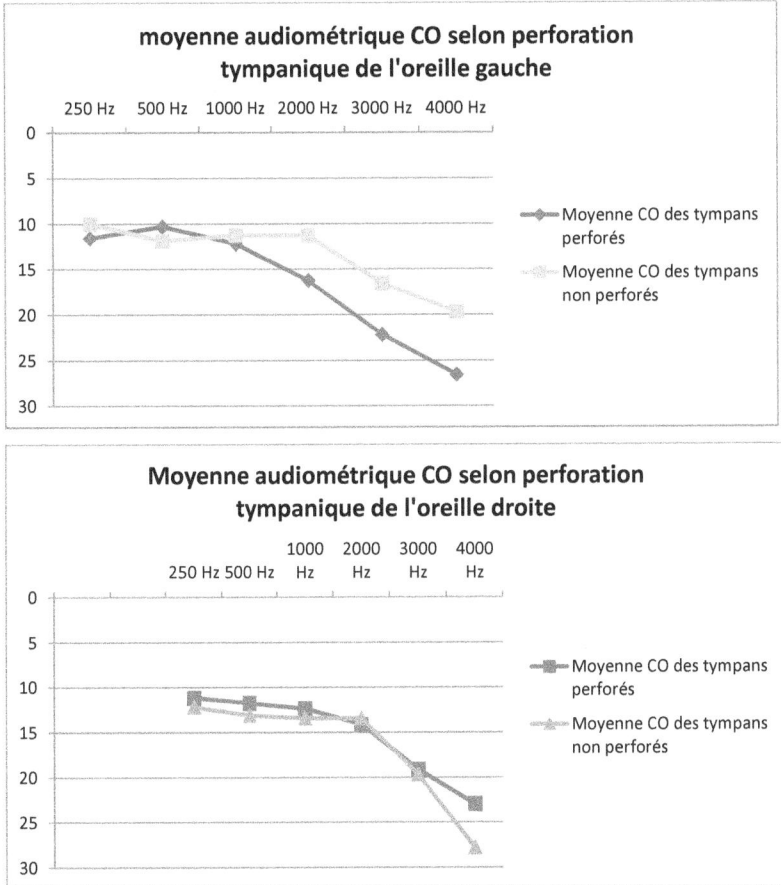

moyenne audiométrique CO selon perforation tympanique de l'oreille gauche

(250 Hz, 500 Hz, 1000 Hz, 2000 Hz, 3000 Hz, 4000 Hz)

Légende :
— Moyenne CO des tympans perforés
— Moyenne CO des tympans non perforés

Moyenne audiométrique CO selon perforation tympanique de l'oreille droite

(250 Hz, 500 Hz, 1000 Hz, 2000 Hz, 3000 Hz, 4000 Hz)

Légende :
— Moyenne CO des tympans perforés
— Moyenne CO des tympans non perforés

Graphique 20 : moyenne audiométrique selon l'aspect otoscopique

Il n'y pas de différence significative ($p \leq 0,1$) d'atteinte de l'oreille interne selon la présence d'une perforation tympanique ou non. Une perforation n'est ainsi en rien protectrice de l'oreille interne, comme le montre Pahor dans sa série de 111 patients(17) ou encore Cohen(19). Un traitement de soutien cochléaire devrait ainsi être prescrit pour toutes les victimes blastés dans la mesure du possible. En pratique, on constate que l'examen otoscopique influence énormément sa mise en route précoce.

En structure pré hospitalière, à savoir avant données audiométriques, 10 patients avaient bénéficié d'un traitement de soutien cochléaire (sur les 19 patients en ayant reçu au total). Parmi ceux-ci, 9 présentaient une perforation tympanique.

6. Différence inter-aurale

a) Différence inter-aurale audiométrique :

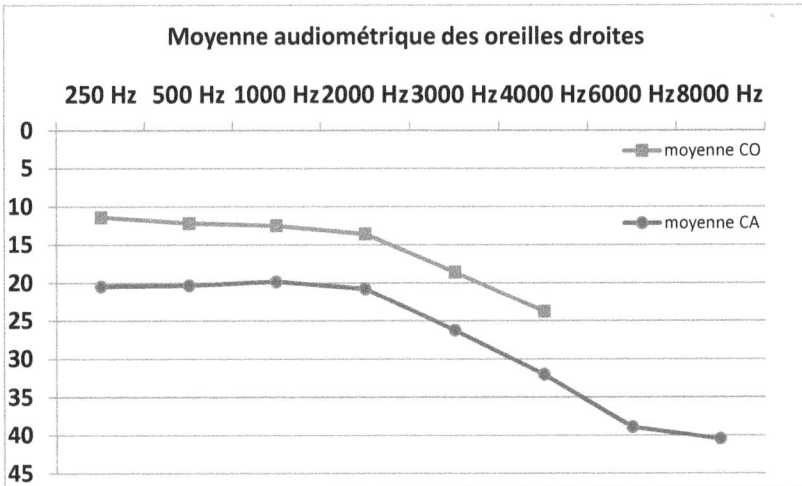

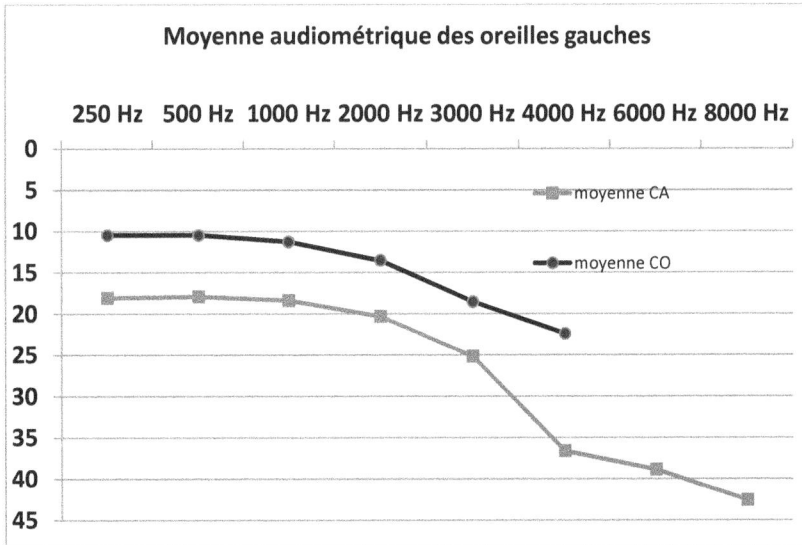

Graphique 21 : moyenne audiométrique selon le côté

On ne retient pas de différence significative (p ≤ 0,1) entre l'atteinte de l'oreille droite et gauche sur le plan audiométrique.

7. Suivi

Dans notre étude, on peut regretter la difficulté du suivi. Seuls 22 patients ont été revus dans les services de prise en charge initiale à 1mois, et, parmi ses 22 patients, 12 à 3 mois.
En effet, seuls 4 patients habitaient en région parisienne.

Pour les militaires, après hospitalisation, ils étaient rapatriés dans leur régiment d'origine. Leur suivi ORL s'est effectué, soit dans l'antenne médicale régimentaire, soit dans les Hôpitaux d'Instruction des Armées les plus proches de leur régiment d'affectation.

Pour les civils, la plupart n'a pas jugé utile de se faire suivre sur le plan ORL. Pour les autres, le suivi s'est effectué au plus proche de leur domicile.

Les dossiers qui ont pu être récupérés étaient difficilement comparables aux données audiométriques initiales : cabines audiométriques non insonorisées, audiogramme de suivi souvent négligé et réalisé tardivement. En effet, pour ces patients souvent polypathologiques, l'oreille passe souvent au second plan de la prise en charge ; peut-être du fait d'une moindre visibilité lésionnelle par rapport aux lésions orthopédiques par exemple. Ce sont souvent les acouphènes persistants qui ont poussés les patients à reconsulter en ORL.

a) **Suivi audiométrique**

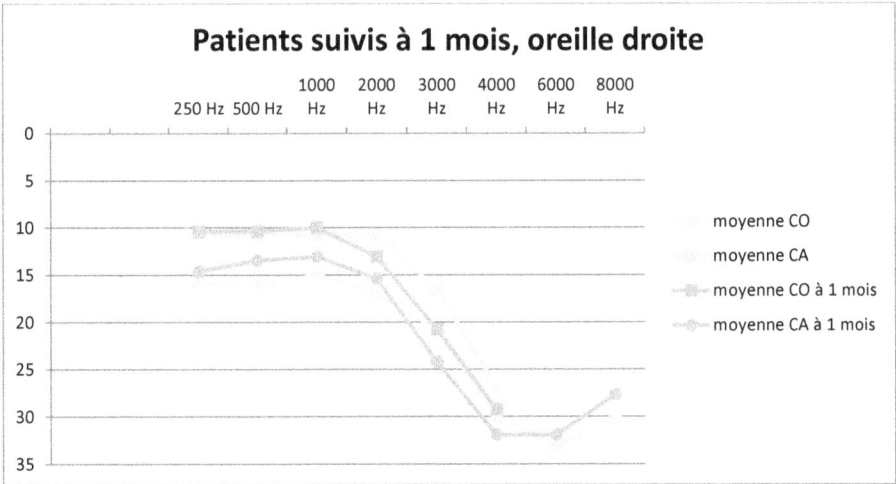

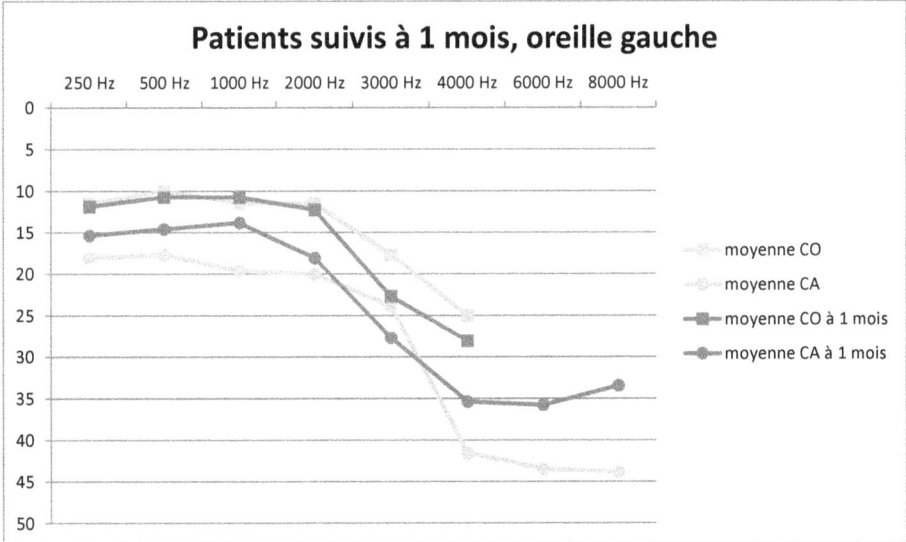

Graphique 22 : moyenne audiométrique des patients suivis 1 mois

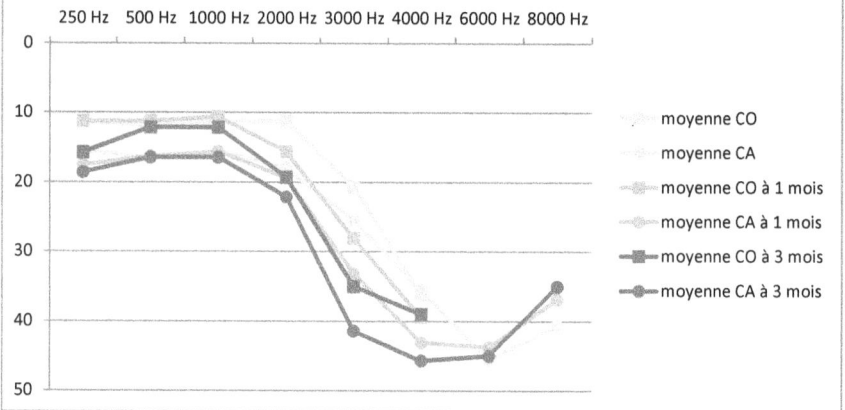

Patients suivis à 1 et 3 mois, oreille droite

légende :
moyenne CO
moyenne CA
moyenne CO à 1 mois
moyenne CA à 1 mois
moyenne CO à 3 mois
moyenne CA à 3 mois

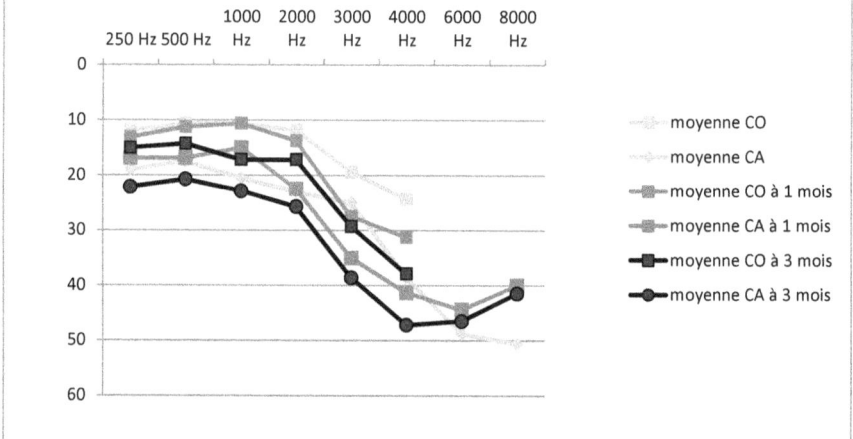

Patients suivis à 1 et 3 mois, oreille gauche

légende :
moyenne CO
moyenne CA
moyenne CO à 1 mois
moyenne CA à 1 mois
moyenne CO à 3 mois
moyenne CA à 3 mois

Graphique 23 : moyenne audiométrique des patients suivis 3 mois

Dans notre série, on ne retrouve pas de récupération significative à 1 mois et à 3 mois.

En terme de conduction osseuse, les données de la littérature ne retrouvent, elles aussi, pas de récupérations significatives, même à 6 mois(32).

Par contre, contrairement à notre série, elles retrouvent une fermeture du Rinne à 3mois(16).

Cela s'explique par notre biais de sélection des patients suivis à 3 mois. En effet, sur les 12 patients suivis 3 mois, 9 ont bénéficiés d'une tympanoplastie de 5 à 35 mois après l'explosion.

Ainsi, 11 des 12 patients suivis 3 mois présentaient une perforation tympanique non fermées à 3 mois, ce qui explique la persistance du Rinne.

8. Pondération des résultats en fonction de l'âge

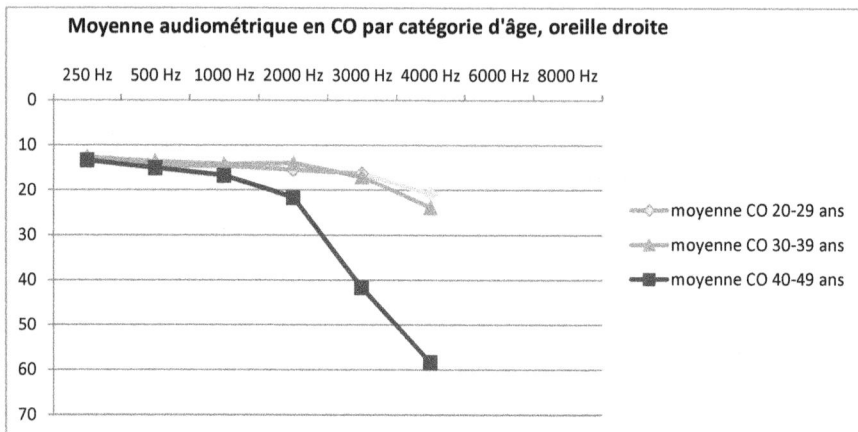

Moyenne audiométrique en CO par catégorie d'âge, oreille droite

250 Hz   500 Hz   1000 Hz   2000 Hz   3000 Hz   4000 Hz   6000 Hz   8000 Hz

moyenne CO 20-29 ans
moyenne CO 30-39 ans
moyenne CO 40-49 ans

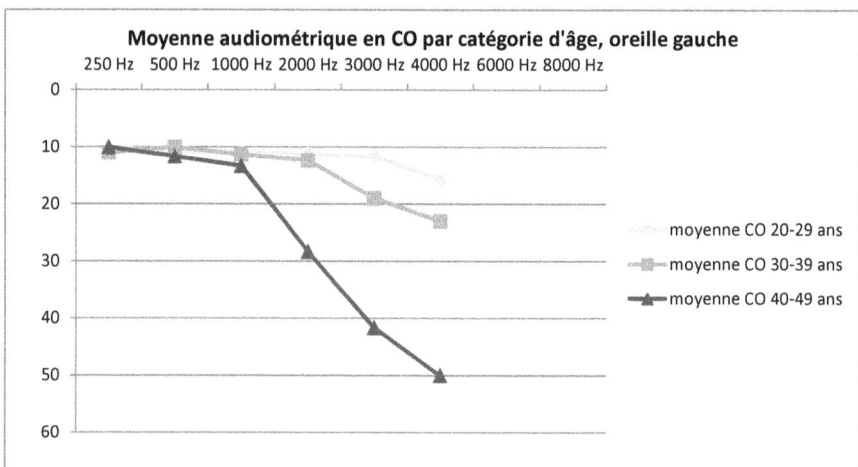

Moyenne audiométrique en CO par catégorie d'âge, oreille gauche

250 Hz   500 Hz   1000 Hz   2000 Hz   3000 Hz   4000 Hz   6000 Hz   8000 Hz

moyenne CO 20-29 ans
moyenne CO 30-39 ans
moyenne CO 40-49 ans

Graphique 24 : moyenne audiométrique selon catégorie d'âge en courbe osseuse

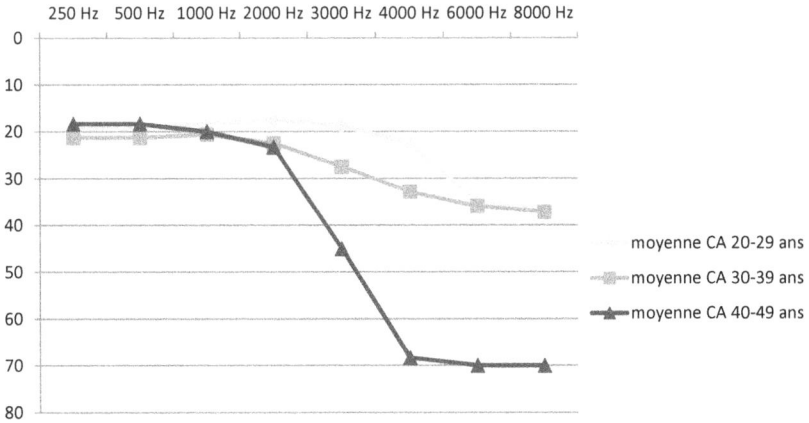

Moyenne audiométrique en CA par catégorie d'âge, oreille droite

moyenne CA 20-29 ans
moyenne CA 30-39 ans
moyenne CA 40-49 ans

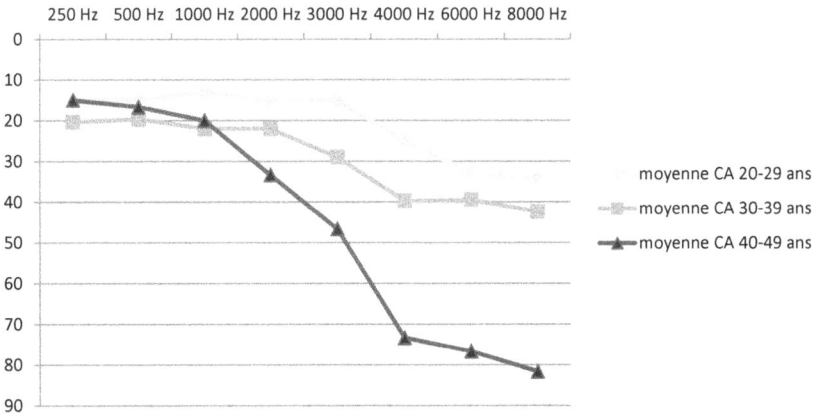

Moyenne audiométrique en CA par catégorie d'âge, oreille gauche

moyenne CA 20-29 ans
moyenne CA 30-39 ans
moyenne CA 40-49 ans

Graphique 25 : moyenne audiométrique selon catégorie d'âge en courbe aérienne

97

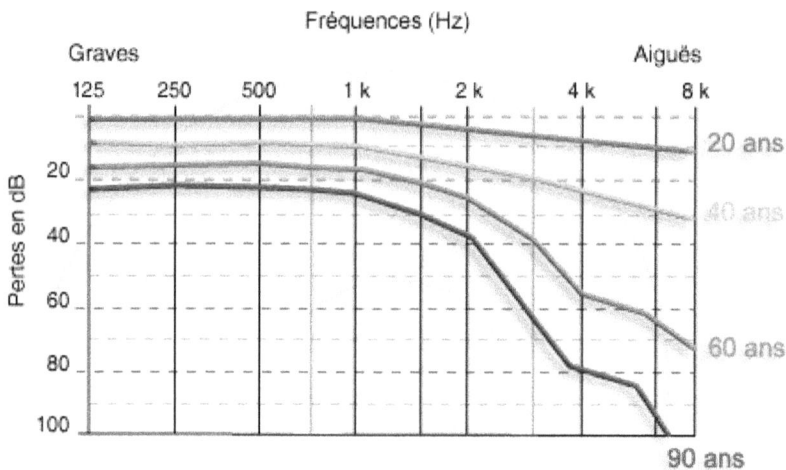

Figure 4 : norme audiométrique selon catégorie d'âge

On retrouve une atteinte significativement plus importante pour les oreilles des catégories les plus âgées.

Nous avons cherché à savoir si ces données étaient en lien avec la sénescence physiologique de l'oreille interne, ou si, en plus du vieillissement physiologique, l'oreille âgée avait une plus grande sensibilité aux lésions de blast.

Pour ce faire, nous avons utilisé la norme ISO 7029 nous donnant les variations audiométriques moyennes de la population selon les catégories d'âge (annexe 1).

Nous avons 12 patients dont l'âge est compris entre 20 et 29 ans, 15 patients entre 30 et 39 ans, et 12 patients entre 40 et 49 ans. Notre série comporte 3 femmes : une de 57 ans, une de 26 ans et une de 34 ans. Compte-tenu de ce très faible sous-effectif, nous avons choisi de négliger les différences inter-sexe des moyennes audiométriques ISO 7029, en raison des différentiels retrouvés à moins de 0,6dB pour l'ensemble des fréquences et des catégories négligeable, valeur négligeable sur le plan audiométrique.

On a donc reconstitué le tableau suivant :

Tableau VII : Pondération des seuils audiométriques selon l'âge

Fréquence [Hz]	Age [ans]	médiane 0.5	Catégories [ans]	Pondération [dB]
1000	20	0	20-29	0,5
1000	30	1	30-39	1,5
1000	40	2	40-49	3
1000	50	4		
2000	20	0	20-29	0,5
2000	30	1	30-39	2
2000	40	3	40-49	5
2000	50	7		
4000	20	0	20-29	1
4000	30	2	30-39	5
4000	40	8	40-49	12
4000	50	16		
6000	20	0	20-29	1,5
6000	30	3	30-39	6
6000	40	9	40-49	13,5
6000	50	18		
8000	20	0	20-29	1,5
8000	30	3	30-39	7
8000	40	11	40-49	22
8000	50	23		

Après pondération, on obtient ainsi les courbes audiométriques suivantes :

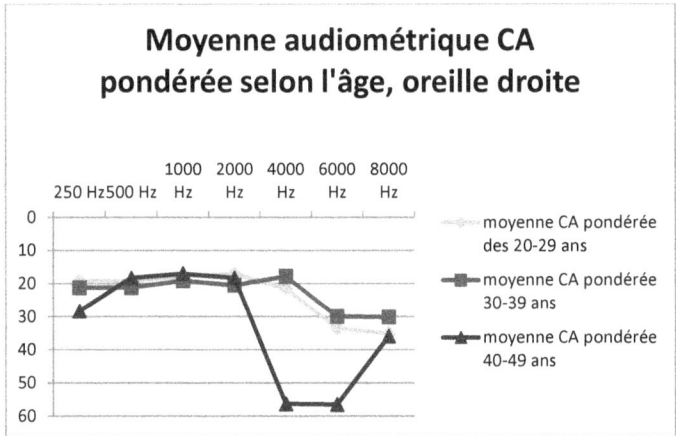

Moyenne audiométrique CA pondérée selon l'âge, oreille droite

- moyenne CA pondérée des 20-29 ans
- moyenne CA pondérée 30-39 ans
- moyenne CA pondérée 40-49 ans

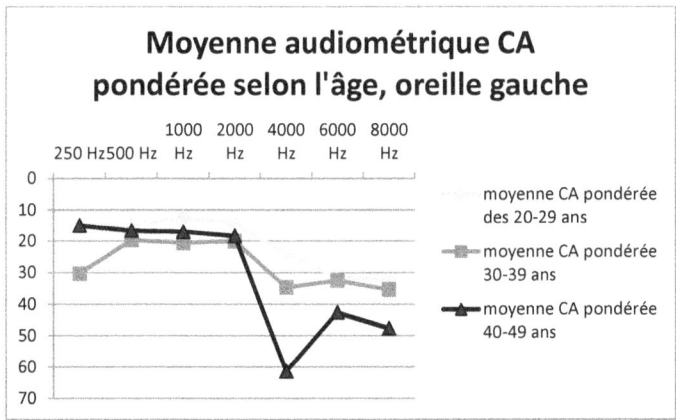

Moyenne audiométrique CA pondérée selon l'âge, oreille gauche

- moyenne CA pondérée des 20-29 ans
- moyenne CA pondérée 30-39 ans
- moyenne CA pondérée 40-49 ans

Graphique 26 : moyenne audiométrique pondérée selon catégorie d'âge en courbe aérienne

On retrouve malgré la pondération appliquée une différence significative ($p \leq 0,1$) d'atteinte entre la catégorie d'âge 40-49 ans et les deux autres catégories, ces dernières n'ayant pas de différence significative.

L'oreille âgée aurait donc une plus grande susceptibilité aux lésions de blast.

Cependant, la norme ISO a été définie selon une population générale.

Or, notre série comporte un biais de sélection puisque 66% des patients étaient militaires. Et cette population militaire est particulièrement exposée aux traumatismes sonores aigus (53) et aux lésions sur l'oreille interne que cela implique(54), plus encore ces militaires envoyés sur les théâtres d'opérations extérieures qui sont ceux des unités opérationnelles plus exposées aux bruits de tirs lors des entraînements.

En outre, les mesures de protection auditive dans les armées n'étaient pas les mêmes il y a 20 ans, avec une population des 40-49 ans plus exposée et moins protégée(55).

9. Facteurs de gravité

a) Facteur en rapport avec le milieu

Il se réfère aux paramètres physiques de l'onde de choc, qui comme on l'a vu précédemment sont d'autant plus létaux que le niveau de surpression atteint est plus élevé, le temps d'établissement de cette surpression est plus bref, la durée de la phase positive est plus longue, et enfin l'angle d'incidence de l'onde par rapport à l'axe du corps se rapproche de 90°. L'influence du milieu, ouvert ou fermé a fait l'objet d'un chapitre à part.

b) Facteur en rapport avec la victime

i.   Position du sujet par rapport à l'épicentre :

Dans notre série, l'interrogatoire n'a pas permis de situer précisément la position du sujet par rapport à l'épicentre.

En effet, quand bien même les sujets exposés se trouvaient dans le même véhicule, ils rapportaient des distances allant du simple au quintuple.

Nous avons donc choisi de ne pas tenir compte de cette donnée.

Plusieurs études s'y sont penchées, comme la série de Mrena(31), qui retrouve un nombre plus important de perforations tympaniques près de l'épicentre ou Bruins(39) qui retrouve une différence significative entre la taille des perforations et la proximité du sujet par rapport à l'épicentre.

Helling, lui, de façon plus globale, ne montre pas de corrélation entre la sévérité des blessures et la distance par rapport à l'épicentre(56).

Probabilité

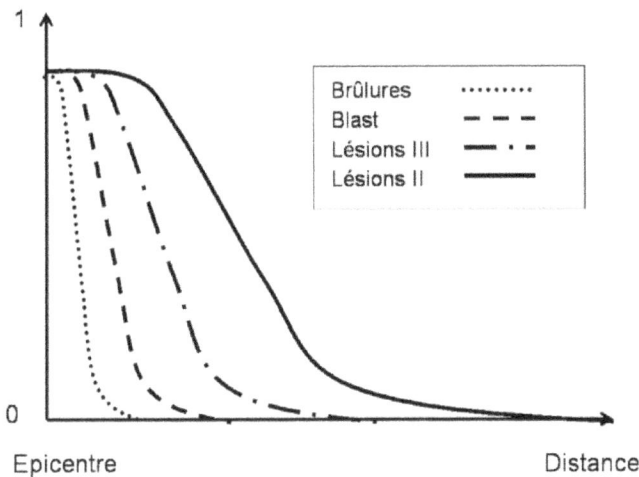

Figure 5 : répartition des lésions selon la distance par rapport à l'épicentre

ii. Poids de la victime

On l'a vu, le poids des victimes semblent un facteur protecteur (57).
Celui-ci n'a pas été étudié dans notre série.

iii. *Antécédents ORL*

On savait déjà qu'un passé otitique augmentait la susceptibilité à l'exposition au bruit(58). De même, toute lésion auriculaire préexistante majore les effets de l'onde de choc(45,22).

iv. *Antécédents généraux*

Notre étude n'a pas montré de différence significative entre les patients fumeurs et non-fumeurs.

Quant aux autres antécédents, il n'y a ce jours pas d'étude dans la littérature s'intéressant aux corrélations entre blast auriculaire et les éventuelles antécédents médico-chirurgicaux des patients. La presbyacousie étant plus importante et plus précoce en cas d'hypertriglycéridémie, d'obésité(25) et de diabète(59), il serait intéressant d'étudier une éventuelle corrélation entre la susceptibilité des oreilles aux ondes de souffles et les risques cardio-vasculaires des patients.

v. *Facteurs anatomiques*

Aktas, dans sa série de 25 patients, n'a pas montré de différence significative entre le nombre de perforation tympanique et la pneumatisation mastoïdienne lors d'un blast comme certains le suggéraient(60).

vi. *Facteurs génétiques*

Des études s'intéressent à certains caractères génétiques dictant la susceptibilité au blast auriculaire(61) chez l'animal.

10. Lésions ORL associées

a) Fracture de la face

Dans notre série, deux cas de fracture de la face ont été rapportés : une fracture mandibulaire et une malaire.

Les fractures mandibulaires sont relativement fréquentes dans les blast, du fait de l'absence fréquente de protection faciale. Elles affectent préférentiellement la symphyse mandibulaire (37%)(62). Ces fractures sont de nature très différente que celles causées par un traumatisme classique (63) : le ou les traits de fractures sont en général parallèles au bord basilaire, situés entre celui-ci et les apex dentaires.

b) Polycriblage

38 (93%) patients présentaient un polycriblage du corps dont 25 (61%) de la face.

Cette distribution, est d'une part expliquée par les équipements de protection des militaires laissant membres et face découverts, d'autre part par un effet de « gerbe » des fragments de polycriblage qui tend à donner aux projectiles un trajet plutôt ascendant et enfin, par la gravité particulière des lésions pénétrantes du tronc qui explique la rareté de ces lésions chez les survivants(64).

Le problème dans un moyen terme est d'ordre esthétique avec des lésions de tatouages de la peau dues aux poudres explosives et aux différents corps étrangers. Il est ainsi essentiel de les retirer dans les 72 premières heures, sous peine de tatouages définitifs et de cicatrices souvent hypertrophiques qui alors devront être réséqué au laser(65).

c) **Brûlures**

Comme le montre Peleq, les patients blastés ayant des brûlures présentent un tableau clinique de fait plus complexe, plus sévère, entraînant un séjour prolongé à l'hôpital par rapport à des patients blastés non brûlé. Par contre, il ne retrouve pas de différence significative entre ces deux groupes en terme de taux de mortalité(66).

Haik précise que les brûlures occasionnées par les bombes terroristes entraînent des brûlures plus étendues et plus profondes, et donc un taux de mortalité supérieure aux brûlures par accident domestique ou industriel(67).

11. Corrélation avec le blast pulmonaire

Une idée ancienne était d'effectuer un triage chez les victimes blastées en fonction de l'examen otoscopique.

Dans notre série, sur les 7 polytraumatisés, 3 ne présentaient pas de perforation tympanique.

Actuellement, les études infirment l'idée d'un triage par rapport à l'examen otoscopique, notamment un examen otoscopique n'objectivant pas de perforation n'exclut en rien un blast pulmonaire(68) donc une gravité potentielle de l'état clinique(1).

Par contre, l'examen laryngé, s'il montre des signes de blast, a une excellente valeur prédictive pour un blast pulmonaire(15).

Dans notre série, 3 patients présentaient donc un blast pharyngo-laryngé (2 pharyngé, 1 laryngé objectivé par l'équipe pré-hospitalière), tous blastés pulmonaires.

En effet, Cudennec nous montre que les seuils lésionnels du larynx sont très proches de ceux du poumon (69)

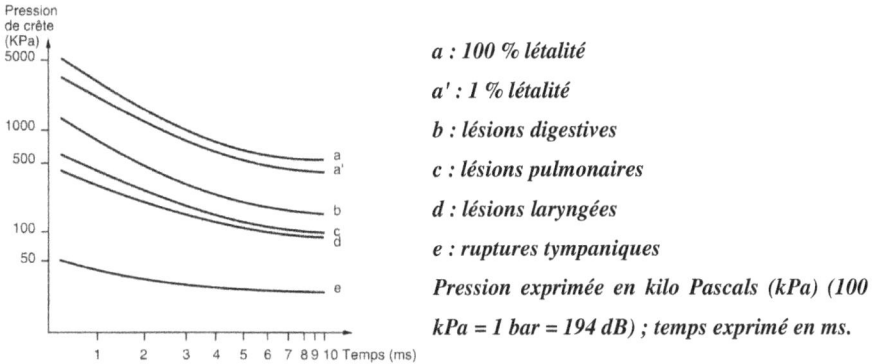

a : 100 % létalité

a' : 1 % létalité

b : lésions digestives

c : lésions pulmonaires

d : lésions laryngées

e : ruptures tympaniques

Pression exprimée en kilo Pascals (kPa) (100 kPa = 1 bar = 194 dB) ; temps exprimé en ms.

Figure 6 : seuils lésionnels des différents organes creux soumis aux ondes de souffle exprimés sur un diagramme pression/temps

Le problème étant que ces lésions laryngo-trachéales disparaissent en général dans les 48 premières heures, et n'ont plus de valeur une fois le patient intubé du fait des lésions inhérentes à l'intubation orotrachéale elle-même(70), d'autant plus lorsqu'elle est réalisée dans un contexte d'urgence où la difficulté augmente.

Etant donné le délai moyen de rapatriement des patients, il revient encore à l'équipe pré-hospitalière la charge de diagnostiquer ces lésions de blast. Cela reste relativement aisé lorsque les patients nécessitent une intubation orotrachéale. Dans le cas contraire, un examen au miroir de Clar s'impose, celui-ci n'étant pas de réalisation facile, d'autant plus pour des non spécialistes.

Aussi, Cudennec propose-t-il une fibroscopie systématique chez les victimes blastées(41), là encore difficilement réalisable par des non spécialistes.

a) **Différence avec le traumatisme sonore aigu.**

Comment distinguer les patients blastés à tympans normaux et les traumatisés sonores simples ?

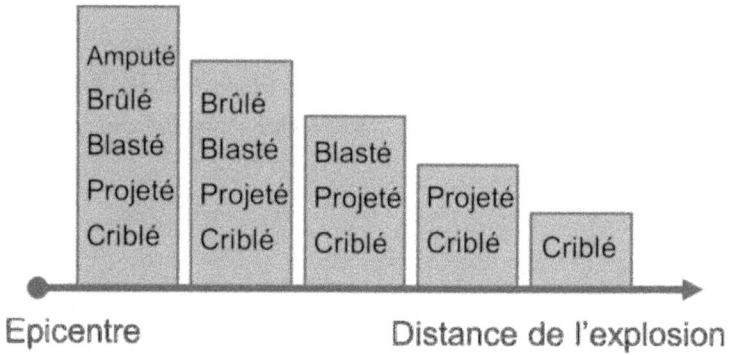

Figure 7 : répartition des lésions en fonction de la distance selon Wightman

Selon la description de Wightman(71), et afin d'exclure les traumatisés sonores simples, nous avons donc considéré comme blastés les patients suivants :

- l'ensemble des patients présentant au moins 1 lésion tympanique otoscopique de blast de type perforation, hémotympan ou épanchement rétrotympanique,
- 3 patients présentant l'association hyperhémie martellaire et otoscopie normale controlatérale. Cette combinaison otoscopique étant à haut risque de faux-positif pour le blast, d'autant plus après une évacuation par voie

aérienne, nous avons inclus les patients présentant une telle combinaison si et seulement s'ils présentaient également des lésions de brûlures et/ou d'amputation traumatique, étant ainsi forcément blastés si l'on se rapporte au schéma présenté par Wightman.

Sur le plan audiométrique, par rapport aux lésions du traumatisme sonore aigu seul, nous n'observons pas de scotome signifiant sur la fréquence 4000hz(25). De même, alors qu'une large majorité des traumatismes sonores récupèrent sur le plan audiométrique, les lésions de blast de l'oreille interne revêtissent d'emblée en caractère presque définitif.

b) **Traitements**

i. *Les glucocorticoïdes*

Les glucocorticoïdes restent la base du traitement des lésions de l'oreille interne(72), et ce, le plus précocement possible. Pourtant, seuls 19 patients (46%) en ont bénéficié. Les médecins militaires d'unités sont pourtant rodés à la mise en route précoce de ce traitement en cas de pareilles lésions(73) ; mais ils savent également que plus d'un quart des blessés de guerre s'infectent (74), en particulier lorsque les plaies sont pénétrantes et que les glucocorticoïdes favoriseraient la survenue de ces infections(75). On constate donc que la mise en place d'un traitement par méthylprednisolone a été réservée aux patients ne présentant pas de lésions associées ou des lésions de polycriblage superficielles.

ii. *Les vasodilatateurs périphériques :*

15 patients ont reçus des anti-ischémiques seuls (notamment pour ceux dont la corticothérapie était contre-indiquée) et 9 en association avec ces derniers.

Dans la littérature, on note que :

- l'utilisation de Piracetam (Nootropyl®), a montré une légère diminution des acouphènes en association avec la corticothérapie après un traumatisme sonore aigu.(76)
- l'utilisation de Pentoxifylline (Torental®), diminue dans les études expérimentales les lésions sur l'organe de Corti(77)
- l'utilisation du Buflomedil (Fonzilane®) n'a non seulement pas démontré la preuve de son efficacité (78). mais a été retiré du marché le 17 février 2011 par l'Afssaps.

iii. Les antioxydants :

Ils sont surtout connus comme traitement complémentaire du traumatisme sonore aigu. Certains auteurs prônent la supplémentation en Magnésium (300mg) (48) associé ou non à une vitaminothérapie (C, A, béta-carotène), celle-ci pouvant même débuter avant même le traumatisme sonore, dès lors que le sujet évolue en ambiance sonore à risque. Ainsi, les antioxydants divers et variés joueraient un rôle protecteurs(81) des cellules ciliées et donc de l'audition. La participation des radicaux libres à l'étiopathogénie des surdités induites par traumatisme sonore et la protection des cellules ciliées et de l'audition par des traitements antioxydants ont été montrées dans différentes espèces (cochon d'Inde, chinchilla) et pour différents antioxydants (glutathion, déféroxa-mine, mannitol) (82). La quantité de radicaux libres, qui sont également de puissants vasoconstricteurs, augmenterait dans la cochlée jusqu'à 7 jours après l'exposition. Ajoutés au milieu d'incubation d'une préparation in vitro d'organe de Corti de cochon d'Inde, les radicaux libres tels que le peroxyde d'hydrogène entraînent une lyse massive des cellules ciliées externes suivie d'une lyse progressive des cellules ciliées internes, tandis que les cellules de soutien restent indemnes (83)L'adjonction d'antioxydants N-L acétylcystéine, acétyl-L-carnitine chez le chinchilla réduit de façon significative de 10-30 dB les seuils auditifs trois semaines après exposition traumatique sonore, ce parallèlement à une moindre perte de cellules ciliées (81). Le resvératrol, antioxydant actif, présent notamment dans le vin rouge, aurait également un effet protecteur contre les pertes auditives induites par le bruit (84). Les dérivés du sélénium (ebselen) ont démontré leur rôle chez l'animal dans l'atténuation des dommages cochléaires liés au bruit (85).

iv.   La place de l'antibiothérapie :

Les victimes de guerre, dès lors qu'elles présentent des plaies, transdermiques, bénéficient d'une antibiothérapie prophylactique, du fait d'une contamination constante des blessures par des germes telluriques. Si pendant longtemps, l'association pénicilline-métronidazole était employée dans les armées occidentales, certaines équipes proposent l'utilisation de piperacilline associée ou non au tazobactam afin de couvrir les bacilles à Gram négatif et les bacilles anaérobies qui sont les germes les plus fréquemment rencontrés après blessure de guerre, notamment le Pseudomonas aeruginosa et Bacillus cereus. (86). Celle-ci doit être instituée le plus précocement possible, pendant une courte durée (en général 48h)(87).

On ne retrouve que très peu de données dans la littérature quant à la place de l'antibiothérapie locale. Chez les rats, l'association ciprofloxacine et dexamethasone améliorerait la fermeture des perforations tympaniques traumatiques(88). 5 des 21 patients présentant une perforation tympanique ont reçu une antibiothérapie locale une fois rapatriés en structure hospitalière, aucun en pré-hospitalier. Celle-ci était prescrite en cas d'otorrhée associée (A noter qu'il n'y pas eu d'analyses bactériologiques sur ces otorrhées, les patients étant déjà sous antibiotiques pour des plaies pénétrantes associées).

v. *Le cas particulier de la prophylaxie des blessures par « bombes*
humaines »

9 de nos 41 patients ont été les victimes de kamikazes (human bomb), soit parce que ces derniers conduisaient des véhicules piégés, soit, pour 3 d'entre eux, par le port de l'agent explosif directement dissimulés sous leurs vêtements. Ces 3 derniers patients, tous militaires, ont donc directement été exposés à des plaies pénétrantes par débris humains avec le risque infectieux et surtout de transmission virale que cela implique. 2 d'entre eux ont bénéficiés d'une trithérapie antirétrovirale prophylactique. Aucun d'entre eux n'a été contaminé par le virus de l'hépatite C ou le VIH. Le calendrier vaccinal français militaire impose une vaccination contre le virus de l'hépatite B (VHB) de type Engerix B®.

Dans la littérature, on retrouve un cas de transmission de l'hépatite B suite à une plaie pénétrante par bombe humaine dans les suites duquel l'armée israélienne a décrété obligatoire la vaccination pour son contingent militaire(89). Bien qu'on ne retrouve pas de cas décrit de contamination par la VIH par bombes humaines, le risque théorique existant, et la part de ces agents vulnérants croissant, l'armée américaine a développé un test sérologique rapide pour tester la séropositivité VIH des fragments humains vulnérants.(90). Il est d'autant plus intéressant d'éviter à ces patients blastés une trithérapie prophylactique inutile, qui, outre ses effets secondaires déjà connus, peut se révéler ototoxique : 3 cas d'ototoxité de forte imputabilité intrinsèque ont été décrit (91).

12. La prise en charge chirurgicale des perforations tympaniques

a) Prise en charge immédiate

Elle doit être pratiquée le plus tôt possible, sous microscope et anesthésie locale.

En effet, l'onde de souffle à pression positive entraîne parfois un passage de débris épidermiques, corps étrangers dans la caisse de l'oreille moyenne et presque systématiquement une inversion des berges de la perforation, avec risque majeur d'épidermose rétro-tympanique et de cholestéatome.

Tous les auteurs s'accordent sur l'éversion des berges la plus précoces possible. La plupart complète ce geste par la mise en place d'un « patch » servant à la fois comme tuteur de la cicatrisation tympanique et protecteur de l'oreille moyenne.

Ainsi, divers moyens sont employés, de plus simples au plus onéreux (Steristrip®, Gelfoam®), chimiques ou physiques (hyaluronate de sodium(92), Silastic® (93)) et même parfois insolite comme Perrin qui proposait une pelure d'ail(13) ou Gouzy (94) avec un papier de cigarette, dont on ne peut que déplorer sa disponibilité universelle et constante !

b) **Prise en charge à moyen terme**

8 patients ont bénéficié d'une tympanoplastie pour 9 perforations tympaniques persistantes à au moins 5 mois après l'explosion. Ces perforations étaient grandes puisqu'elles représentaient plus de ¾ de la surface tympanique.

Les résultats sont moyens avec moins de la moitié de fermeture après le premier temps chirurgical (44%). Par contre, les perforations séquellaires sont majoritairement de petites tailles (toutes inférieures à 15% de la surface tympanique totale), accessibles à une myringoplastie « allégée » par greffon adipeux.

Ces résultats sont moins bons que ceux retrouvés dans la littérature, notamment dans l'une des plus grande série publiée par Sudderth qui obtient 86;9% de fermeture(48), toutes perforations confondues. La plupart de ces séries ont aussi des patients avec des perforations moins grandes.

Dans sa série de 37 patients opérés, J.-L. Poncet met ainsi à part les grandes perforations avec seulement 25% de bon résultats post-chirurgicaux(16).

Notre série ne retrouve pas ces complications autres que les perforations résiduelles : atélectasie, poche de rétraction, latéralisation tympanique, mais notre suivi est moindre.

Quant aux résultats fonctionnels, ils sont de bons à moyens avec une fermeture du Rinne de 28 à 19dB.

Dans notre série, 3 perforations ont été fermées avec un cartilage et 6 avec un greffon d'aponévrose avec respectivement 1 et 3 fermetures post-opératoires.

Dans sa série de 106 tympanoplasties après blast, N. Sprem ne retrouve pas de différence significative entre cartilage et aponévrose en terme de fermeture(47).

En terme de délai avant la chirurgie, Poncet recommande une attente de 3 mois avant de fermer les petites et moyennes perforations et au moins 6 mois pour les perforation supérieure à 80% du fait d'oreilles déjà fragilisées avec un risque d'aggraver des lésions de l'oreille interne, de phénomènes inflammatoires souvent importants et prolongés dans le temps, et de permettre le dépistage et le traitement d'un cholestéatome induit par le traumatisme (16).

13. Les examens complémentaires

a) **Le scanner**

Dans notre série, 5 patients ont bénéficié d'un scanner en phase aigüe, dans les 15 premiers jours suivant l'exposition. 4 dont l'indication était un Rinne plus important que ne le laisserait supposé l'examen otoscopique (perforation/épanchement rétrotympanique) et 1 pour exploration d'une cophose associée à d'importants vertiges.

Pour deux patients les radiologues concluaient à un « doute sur une luxation incudo-stapédienne ». En effet, le diagnostic scannographique n'est pas toujours aisé, comme nous le montre Yildirim : dans sa série de 6 patients opérés d'une luxation ossiculaire, le diagnostic scannographique n'avait pas été posé en préopératoire. Il nous montre également que les résultats fonctionnels post-chirurgicaux obtenus étaient bons, quel que soit le délai opératoire après le traumatisme, entre 1 et 6 ans dans sa série(95).

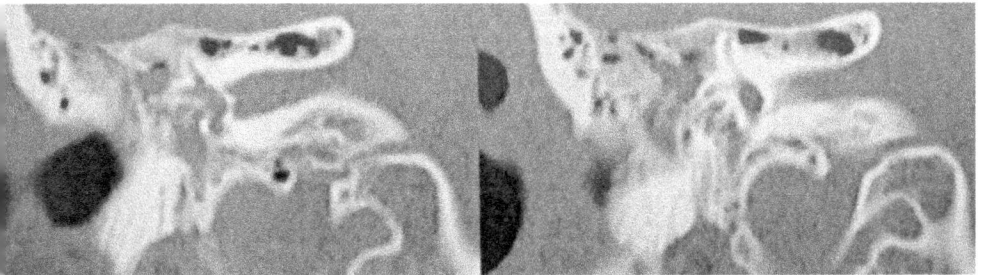

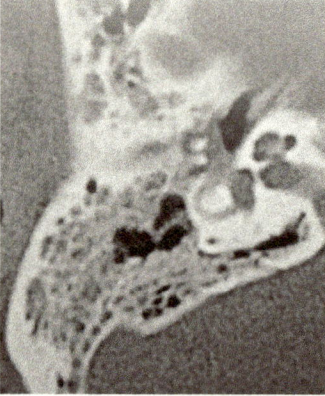
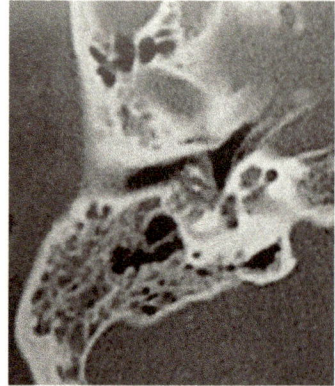

Photo XVII : scanner montrant la difficulté d'interprétation, notamment sur les luxations ossiculaires (ici, doute sur une luxation incudo-stapédienne à J 12) en phase aigüe.

Mériot, dans sa série de 288 patients, propose une classification radiologique des lésions ossiculaires traumatiques en 5 catégories (96)

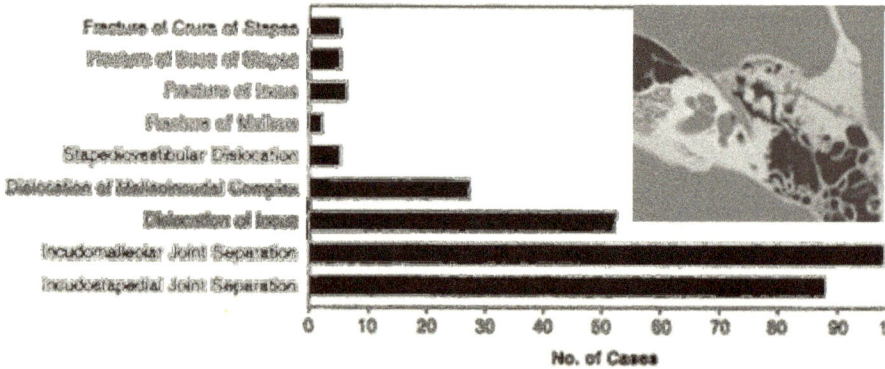

Figure 8 : répartition des lésions ossiculaires selon Mériot

Il rappelle que, pour chacune de ces lésions, des plans de reconstruction bien spécifiques doivent être réalisés par les radiologues, sans quoi, le diagnostic ne peut être posé.

Il est ainsi évident que des radiologues qui pratiquent régulièrement de l'imagerie du rocher seront plus performants. Quel est le moment idéal pour la réalisation du scanner après le traumatisme pour obtenir le maximum d'informations tout en respectant le délai si une intervention chirurgical s'impose ?

Pour les suspicions de fracture platinaire, lorsqu'un pneumo-labyrinthe est visualisé sur le scanner avec une superstructure stapédienne intacte, un scanner en haute résolution doit être réalisé afin de confirmer le diagnostic, d'évaluer précisément la profondeur de l'enfoncement platinaire en intra-vestibulaire afin de pouvoir pratiquer un traitement chirurgical au plus tôt(97).

b) L'imagerie par résonnance magnétique (I.R.M.)

L'IRM est contre-indiquée en phase aigüe du fait du risque de migration des éventuels éclats pénétrants(98). Elle pourra être effectuée après élimination de tout corps étranger métallique intracorporel au scanner. Dans les blasts auriculaires, notamment si le patient est traumatisé crânien, elle peut être intéressante pour l'exploration labyrinthique(99)

14. Complications tardives du blast auriculaire

Après une exposition à un blast, Wolf recommande un suivi minimum de 4 ans (100) afin de diagnostiquer au plus tôt les éventuelles complications suivantes :

a) Cholestéatome

Dans notre, série, on retrouve un cholestéatome du conduit à type de perles épidermiques et un cas d'épidermose rétrotympanique dont l'étiologie ne peut être tranchée (initial ou iatrogène)

Plusieurs cas de cholestéatome secondaire ont en effet été décrits après des lésions de blast auriculaire : cholestéatome multifocal du conduit auditif externe(101), cholestéatome antroatrioatticale(100), voir des cholestéatomes plus extensifs(102).

Il est donc essentiel de pratiquer au plus tôt un examen otologique sous microscope, de pouvoir éverser les berges de la perforation tympanique au plus tôt, de même que la peau du conduit auditif externe, souvent siège de lésions de blast secondaire multiples.

b) Otite chronique

Dans sa série de 147 patients militaires blastés, Wolf retrouve 3% d'otite chronique à moyen terme(100). En effet, les phénomènes inflammatoires intenses liés au type de traumatisme (explosifs majeurs) ont tendance à se pérenniser(7).

c) Labyrinthite ossifiante

Dans notre série, on retrouve un cas de labyrinthite ossifiante consécutive à une fracture platinaire et donc une fistule périlymphatique. Les cas de labyrinthite ossifiante post traumatique décrits restent exceptionnels(103). Une contamination bactérienne endolabyrintique est la cause la plus probable.

15. Outils de mesure

a) Audiométrie tonale

Tous les patients ont bénéficié d'une audiométrie tonale liminaire.
Cet examen est un outil d'évaluation subjectif.

La réponse aux stimulations se faisait par appui sur une poire de réponse, par geste ou oralement, lorsque les patients ne disposaient pas de la mobilité de leur membres.

Cependant, des erreurs restent possibles :

- en lien avec un problème technique : mauvais branchement, étalonnage incorrect...
- une participation insuffisante du patient du fait de son état de santé ou d'une mauvaise compréhension des consignes,
- un masquage excessif ou insuffisant.

Dans les cas où les incidences médicales sont importantes, que ce soit pour les civils, alors statués victime de guerre civil, ou les militaires, dont l'évènement est imputable au service, des simulations de surdité peuvent être tentées, en particuliers lors des examens du premier et troisième mois. Elles ont été évoquées en cas de discordance entre les résultats des différents tests et les constatations cliniques. 2 patients ont été concernés (cophose stimulée alors que le premier audiogramme ne l'objectivait pas), particulièrement fragiles sur la plan psychologiques, tous au premier mois. Des tests de «déstabilisation» et des mesures objectives (réflexes stapédiens, oto-émissions, PEA) ont alors été réalisés pour préciser les seuils.

b) **Audiométrie vocale**

Dans notre série, moins de 30% des patients avaient bénéficié d'une audiométrie vocale, mesure globale de la fonction auditive chargée d'évaluer l'intelligibilité de la parole, tous avec les listes de Fournier. Elle joue pourtant un rôle essentiel dans l'appréciation des capacités de communication d'un individu et sa complémentarité avec l'audiométrie tonale est irremplaçable. Ce rôle a un intérêt en particulier dans le suivi à moyen et long terme pour l'évaluation des séquelles. Elle permet aussi de confirmer un seuil d'audiométrie tonale et apporte des éléments d'orientation diagnostique, de différencier les distorsions d'origine endocochléaire des atteintes centrales de l'audition, notamment dans lorsque des plaies crânio-cérébrales sont associées. Enfin, elle est d'un grand intérêt dans le choix et les adaptations des différentes techniques de réhabilitation des surdités.

Il est donc regrettable de ne pas avoir disposé de données suffisantes en audiométrie vocale chez nos patients, même si, on l'a vu, l'audiométrie vocale a surtout un intérêt dans le suivi tardif, ce qui n'était pas souvent le cas chez nos patients vus précocement.

La raison principale est le temps imputable à cet examen. Les patients blastés ont souvent été testés alors que leur état clinique ne permettait qu'un examen court.

De plus, certains patients étaient dans l'impossibilité de parler pour différentes raison (blocage mandibulaire, aphasie de Broca en relation avec un traumatisme crânien grave ou une plaie crânio-cérébrale).

c) Otoémissions acoustiques

En dehors d'un des deux patients chez qui une surdité simulée était suppultée, aucune otoémission acoustique n'a été réalisée. Les otoémissions acoustiques provoquées (OEP) et les produits de distorsion acoustique (PDA) permettent d'affiner et de rendre plus objectif le bilan initial des TSA, surtout en cas d'acouphènes intenses. Leurs réalisations précoces après TSA permettent de prédire de façon significative la persistance ou non des acouphènes post-traumatiques à distance (8). Des critères de mauvais pronostic fonctionnel après TSA ont ainsi pu être dégagés (9) :

- concernant le seuil auditif final : la gravité de la perte auditive initiale, la présence d'acouphènes controlatéraux à l'oreille traumatisée, l'absence initiale d'OEP,

- concernant la persistance des acouphènes : l'absence de protection auditive au moment du TSA, la gravité de la perte auditive initiale, la prise en charge thérapeutique tardive, l'absence d'OEP et la faible amplitude initiale des PDA.

Dans les blast auriculaires, les PDA sont utilisables dans un nombre de cas restreints. En effet, lorsqu'une perforation tympanique dépasse le quart de la surface tympanique totale, comme c'est le cas pour la plupart des oreilles blastées, ils deviennent difficilement interprétables(104).

d) **Potentiels évoqués auditifs**

De même, ce seul patient a bénéficié de potentiels évoqués auditifs. Pourtant, Pratt montre dans sa série de 37 cas, qu'outre leur caractère objectif appréciable, les potentiels évoqués auditifs permettent de différencier les lésions temporaires des lésions définitives du blast auriculaires sur l'audition(105).

e) **Vidéonystagmographie**

Etant donné que nous ne disposions pas de matériel de stimulation à l'air, l'épreuve calorique calibrée n'a pas été réalisée. Nous n'avons pas réalisé d'épreuves rotatoires. Nishino montre dans son étude prospective sur 48 patients, avec ou sans perforation, une excellente corrélation entre les stimulations en air et liquides(106).

16. Protection auditive

Le port systématique de protections auditives pour la prévention individuelle des traumatismes sonores aigus est une donnée désormais bien connue et de plus en plus respectée. De ce point de vue, même si la situation n'est pas encore parfaite, l'étude des publications des dernières années montre ainsi une évolution favorable. En effet, l'absence de toute protection était notée dans 81 % des cas en 1994 par Suc (107), dans 60,9 % des cas en 1998 par Mingoutaud (108), dans 26 % des cas en 2003 par Giroult (109) et dans 0,5 % des cas en stand de tir et 8,9 % sur le terrain par Casanova en 2008(110). Dans l'enquête de Casanova en 2010, les médecins militaires pensent que les bouchons antibruit (BAB) ne sont pas portés dans 18 % des cas en stand de tir, dans 60 % des cas lors d'exercices et jusqu'à plus de 80 % des cas en opérations extérieures(111). Cependant, plus de 85 % des médecins pensent que l'absence de protection est sous-évaluée du fait des réticences des militaires à avouer un manquement à l'ordre.

Dans notre série, nos 27 patients militaires étaient en opération extérieure au moment de l'explosion. Seuls 3(11%) d'entre eux étaient porteurs de protection auditive au moment de l'explosion. On est donc proche et même au-delà des chiffres rapportés par Casanova dans son enquête sur les traumatismes sonores.

Deux de ces patients portaient des bouchons anti bruit mousse classique, en dotation courante dans non armées. 1 portait des bouchons à atténuation non linéaire.

Aucun de ces 3 patients ne présentait de perforation tympanique (2 tympans normaux, 3 hyperhémie du manche, 1 épanchement rétrotympanique).

Au niveau audiométrique, leur atteinte était également bien moindre par rapport aux autres patients non protégés.

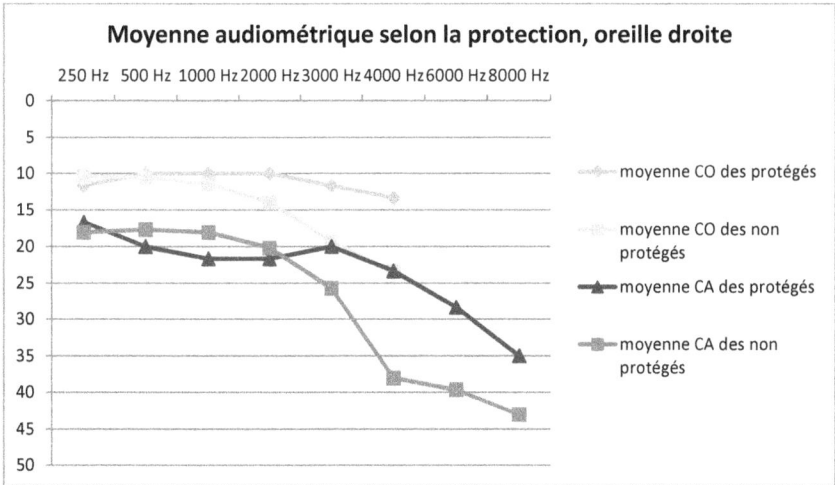

Moyenne audiométrique selon la protection, oreille droite

Legend:
- moyenne CO des protégés
- moyenne CO des non protégés
- moyenne CA des protégés
- moyenne CA des non protégés

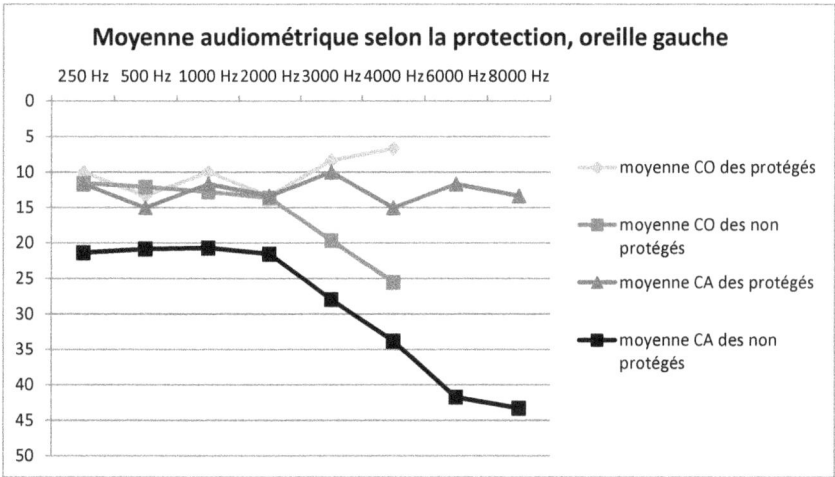

Moyenne audiométrique selon la protection, oreille gauche

Legend:
- moyenne CO des protégés
- moyenne CO des non protégés
- moyenne CA des protégés
- moyenne CA des non protégés

Graphique 27 : moyenne audiométrique selon protection

Conformément aux données de la littérature, les protections sont donc efficaces, sur les lésions de l'oreille moyenne et interne, que ce soit pour les traumatismes sonores aigus, mais aussi pour les lésions de blasts auriculaires. Ainsi, Li ne retrouve aucune perforation chez ses cochons exposés à des ondes de souffle contre 87,5% des cochons non protégés exposés au même barotraumatisme (58).

Chez l'humain, il en va de même, comme nous l'expose Gondusky(59) ou encore Fausti (60).

Devant une telle efficacité, on peut alors se demander pourquoi le port de ces protections ne se généralise pas plus ?

Toute la difficulté résulte de rester opérationnel en ayant les oreilles couvertes.

De nombreuses études ont ainsi testé les différentes protections auditives proposées aux combattants, toujours plus innovantes(112), comme en 2006 l'utilisation de bouchons moulés acryliques à double atténuation testés type EP2 en Afghanistan par les forces spéciales . Que ce soit au niveau de la performance dans la réalisation de la mission ou le caractère ergonomique, le moyen le plus adapté à ce jour semble être les casques à atténuation électronique comme le Peltor Comtac II®.

Avec ce moyen, la détection du bruit environnant est ainsi efficace. Reste le problème de la localisation du bruit qui reste délicate (113).

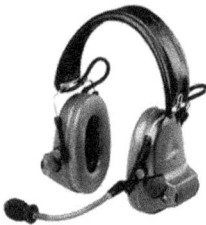

Photo XVIII : Peltor Comtac II

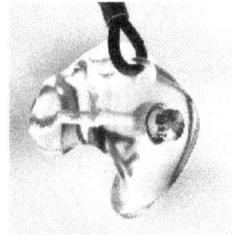

Photo XIX : EP2

Dans nos armées, le type de protection portée est variable selon les unités et les situations. Casanova, nous fait ainsi part dans son enquête des moyens de protection utilisés :

Moyens de protection utilisés seuls, en association ou alternativement	En stand de tir	Lors d'exercices	Prix approximatif [en euros]
Casque anti-bruit simple	69,1%	27%	15
BNL jaunes	46,3%	47,7%	5
BAB en mousse	23,7%	22,3%	0,3
BAB personnels type EP 2	4,2%	4,3%	120

17. Incidences médico-légales

a) **Pour les civils**

Le Fonds de garantie des victimes d'actes de terrorisme et d'autres infractions (ou FGTI), un organisme créé par la loi n°90-589 du 6 juillet 1990(114), est également chargé, comme son nom l'indique, outre l'indemnisation des victimes de certaines infractions pénales, d'indemniser les victimes d'acte de terrorisme. La genèse du dispositif actuel est à rechercher dans la vague d'attentats qui a frappé la France en 1986, conduisant au vote de la loi n° 86-1020 du 9 septembre 1986 relative à la lutte contre le terrorisme. Les textes relatifs à ce régime figurent aujourd'hui dans le code des assurances(115), aux articles L. 126-1 à 3 et L. 422-1 et 2. Le système mis en place par le législateur organise une dichotomie entre l'indemnisation des dommages matériels, et l'indemnisation des dommages corporels. Les premiers sont obligatoirement garantis par l'assurance privée, et les seconds sont pleinement confiés à la solidarité nationale. L'article L. 126-2 du code des assurances adopte la définition pénale du terrorisme, qui figure aux articles 421-1 et 421-2 dudit code. Il s'agit des « infractions en relation avec une entreprise individuelle ou collective ayant pour but de troubler gravement l'ordre public par l'intimidation ou la terreur ». Les attentats de droit commun sont ainsi exclus de son champ d'intervention. Aussi, une explosion non revendiquée, son mode de perpétration ne révélant pas le professionnalisme de son ou ses auteurs, demeurés inconnus, ne constitue pas un acte de terrorisme. La question de l'application dans le temps du dispositif a longtemps fait l'objet de controverses. D'abord limitée aux faits survenus postérieurement à son entrée en vigueur, elle a progressivement été rendue rétroactive par le législateur au 1er janvier 1985 puis au 1er janvier 1982, pour éviter toute discrimination inacceptable entre les victimes. Mais la Cour de cassation, dans un arrêt du 23 juin 1993, a balayé ces considérations et autorisé l'indemnisation de toutes les victimes sans considération de la date de l'attentat.

Les articles L. 422-1 à L. 422-3 du code des assurances précisent, que, comme en matière d'infractions, ce sont les victimes françaises d'une part, et les victimes de toute nationalité blessées ou tuées sur le territoire français d'autre part, qui seront indemnisées.

b) Pour les militaires

Pour les personnels militaires, l'attentat ou l'acte terroriste est assimilé à un événement imputable au service, même s'il est survenu en dehors des circonstances du service.

En vertu de l'article L155 du code des pensions militaires d'invalidité, les séquelles des blasts auriculaires peuvent être indemnisées. Il faut pour cela établir :
- la réalité de l'infirmité,
- la relation de l'infirmité avec le traumatisme,
- la relation du traumatisme avec le service à savoir l'imputabilité qui est l'élément clé de l'expertise. Elle repose sur la production d'un certain nombre de documents et en particulier l'extrait du registre des constatations de l'unité qui est édité à partir du rapport circonstancié d'accident. La demande est faite par l'intéressé sous forme écrite à la direction des ressources humaines du ministère de la Défense où un expert est nommé. Il n'y a pas de délai de recevabilité de la demande sous réserve que l'imputabilité soit établie. La perte auditive est calculée selon la formule de Fournier du guide barème des pensions militaires d'invalidité et victimes de guerre (116).

$$PA = \frac{(500 \text{ Hz}) + 2d\,(1000 \text{ Hz}) + d\,(2000 \text{ Hz})}{4}$$

Le taux d'invalidité est obtenu à partir de la perte auditive pour chaque oreille par un tableau à double entrée. A partir d'une perte auditive moyenne de 50 dB pour chaque oreille, deux taux sont mentionnés, le plus faible correspondant à celui de la surdité améliorable par l'audioprothèse. L'indemnisation des scotomes isolés sur les fréquences aiguës est possible si sur la meilleure oreille le seuil auditif sur la fréquence 4000 Hz présente avec celui de la fréquence 1000 Hz une différence au moins égale à 50 dB. Une telle surdité, volontiers d'un ou plusieurs traumatismes sonores aigus se voit alors affecter le taux de 10% dit de perte de sélectivité, même si la perte auditive moyenne est inférieure au taux indemnisable. Par contre, lorsque la perte auditive moyenne atteint ou dépasse 60 dB sur la meilleure oreille, cette majoration du taux d'invalidité ne s'applique pas. Le pourcentage d'invalidité en rapport avec les acouphènes varie selon leur gravité et leur retentissement de 10 à 30%. Ce taux ne peut être inférieur à 10% et peut s'appliquer en cas de surdité inférieure au minimum indemnisable représentant alors un moyen indirect d'indemniser celle-ci.

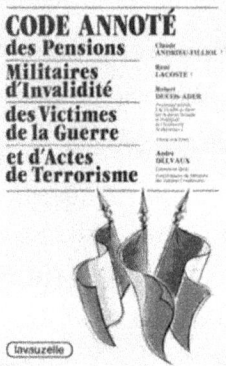

128

18. Conséquences sur le plan de l'aptitude

L'incident va avoir de l'impact sur l'aptitude révisionnelle.

Si le sujet obtient en audiométrie totale en conduction aérienne un classement O>3, il est indispensable de réaliser une audiométrie vocale : lorsque l'intensité, pour laquelle 100% d'intelligibilité est au maximum de 50dB, un classement O=3 peut être retenu.

En cas de perforation tympanique, uni ou bilatérale, quelle que soit sa taille et sa localisation, le sujet est classé 0=3 à 0=5.

En cas de myringoplastie et de bonne fermeture, le sujet sera classé d'O=2 à O=6 selon son résultat audiométrique.

Ces coefficients sont alors en général pondérés de l'indice temporaire « T » avec une restriction temporaire et partielle de l'aptitude.

VI.   Conclusion

L'incidence des lésions de blasts auriculaires par explosifs majeurs est en constante augmentation dans les armées ces dix dernières années, du fait notamment de l'utilisation croissante d'I.E.D. dans les récents conflits, comme en Afghanistan, qui, on l'a vu, représente près des trois quart des agents vulnérants. Ces mêmes bombes sont utilisées pour les attentats terroristes.

Les données retrouvées sur les lésions des oreilles moyennes dans notre série sont comparables à celles retrouvées dans la littérature.

Les lésions de l'oreille interne par blast ont cette particularité d'être accompagnées d'importants signes fonctionnels avec en premiers plans les acouphènes, d'être indépendantes de l'examen otoscopique et d'être presque d'emblée définitives, la récupération étant quasiment inexistante dans le temps.

Les seuls facteurs de risque retrouvés dans notre série sont, pour l'atteinte cochléaire, l'âge supérieur à 40 ans et l'ambiance en milieu fermé.

La particularité des victimes de guerres blastées sont leur importantes comorbidités physiques et psychologiques, que le traitement otologique, qu'il soit médical ou chirurgical, doit impérativement prendre en compte.

On déplore l'absence régulière de port de protection auditives, y compris chez les militaires (11%), qui, sont pourtant réellement efficaces sur les lésions auriculaires de blast. Pour le moment, les unités sont dotées de bouchons à atténuation non linaires ou de bouchons anti-bruit en mousse, qui ne permettent pas de rester pleinement opérationnel. Bien que plus onéreuse, l'utilisation de bouchons moulés acryliques à double atténuation testés type EP2, actuellement réservée aux forces spéciales, devrait pouvoir se généraliser sur les zones de conflit.

La prise en charge précoce par un spécialiste en pré-hospitalier pourrait permettre une meilleure prise en charge des lésions de blast : éversements précoces des berges, mise en place de patch guidant la cicatrisation tympanique (comme ce fut déjà décrit en 1977 par Gapany-Gapanavicius(117), et plus récemment chez les enfants(118)) et détection des victimes potentiellement grave avec nasofibroscopie systématique des victimes blastées à la recherche d'un blast laryngé.

Ainsi, depuis septembre 2011, un chirurgien ORL sert pour la première fois en zone de conflit en Afghanistan.

VII. Annexes

A. Table ISO7029 : médianes et centiles 0.1 des seuils auditifs de personnes «otologiquement normales».

ISO7029		Hommes		Femmes	
Fréquence	Age	médiane	centile	médiane	centile
[Hz]	[ans]	0.5	0.1	0.5	0.1
1000	20	0	8	0	8
1000	30	1	9	1	9
1000	40	2	11	2	11
1000	50	4	14	4	14
1000	60	7	19	7	19
1000	70	8	20	8	20
2000	20	0	9	0	9
2000	30	1	11	1	10
2000	40	3	15	3	13
2000	50	7	21	6	18
2000	60	12	29	11	25
2000	70	19	39	16	34
4000	20	0	11	0	10
4000	30	2	14	1	12
4000	40	8	23	4	17
4000	50	16	36	9	24
4000	60	28	55	16	35
4000	70	43	79	24	48
6000	20	0	12	0	12
6000	30	3	16	2	14
6000	40	9	26	6	21
6000	50	18	41	12	31
6000	60	32	62	21	45
6000	70	49	>80	32	62
8000	20	0	14	0	14
8000	30	3	19	2	17
8000	40	11	30	7	25

8000	50	23	49	15	38
8000	60	39	75	27	55
8000	70	60	>80	41	77

B. Extrait de l'instruction N°2100/DEF/DCSSA/AST/AME relative à la détermination de l'aptitude médicale à servir.

TITRE XIV.

OTO-RHINO-LARYNGOLOGIE.

Article 338.

Préambule.

L'attribution d'un coefficient inférieur au sigle O du profil médical ne saurait être fondée sur la seule constatation d'un défaut de la fonction auditive.

L'hypoacousie peut, en effet, être la seule traduction fonctionnelle d'une lésion banale susceptible de guérison rapide ou, au contraire, être un symptôme d'une affection grave dont l'évolution peut entraîner des risques vitaux.

En revanche, certaines lésions auriculaires graves par leur évolution possible peuvent se traduire seulement par une hypoacousie légère ou même respecter l'intégrité de l'audition.

La cotation du sigle O peut être réalisée à deux niveaux d'expertise :
- au niveau élémentaire par un examen clinique et une audiométrie tonale par voie aérienne ;
- au niveau spécialisé par l'exploration de tous les cas d'affections graves, ou les cas litigieux.

CHAPITRE PREMIER.

EXPLORATION FONCTIONNELLE.

Article 339.

Rappel des méthodes.

I. Audiométrie tonale par voie aérienne.

A condition d'être correctement réalisée, après un bon examen clinique, elle est suffisamment fiable pour permettre l'appréciation de l'acuité auditive lors d'un examen effectué au niveau élémentaire (service médical d'unité ou centre généraliste d'expertise médicale).

L'audiomètre doit être placé dans une pièce insonorisée ou mieux dans une cabine audiométrique.

Le sujet est assis de telle façon qu'il ne puisse voir les cadrans de l'appareil. Il est équipé d'un casque à deux écouteurs qui doivent être parfaitement appliqués.

Pour chaque fréquence, le seuil d'audition est recherché : l'intensité est augmentée de 5 en 5 décibels jusqu'à réponse du sujet (méthode du « seuil ascendant »).

Les fréquences sont testées dans l'ordre suivant : 1000 puis 2000, 4000, 6000, 8000, 1000 (double détermination), 500 et 250 Hertz.

II. Audiométrie vocale.

L'audiométrie vocale est réalisée en milieu spécialisé. **Elle est réservée à la détermination de l'aptitude révisionnelle** dans un but de vérification éventuelle des données de l'audiométrie tonale par voie aérienne.

Elle est effectuée dans le silence, chaque oreille étant examinée séparément.

Pour l'interprétation, seule est prise en compte l'intensité pour laquelle les 100 % d'intelligibilité sont atteints.

Expression des résultats.

L'acuité auditive de chaque oreille, évaluée par audiométrie tonale par voie aérienne, est symbolisée par un chiffre romain (de I à V).

-Ce chiffre est fonction de la plage audiométrique dans laquelle s'inscrit le seuil le plus bas.
-Un scotome isolé est pointé dans la plage audiométrique concernée.
-Le plancher de la plage audiométrique considérée apparaît à valeur.
(voir tableau IV)

TABLEAU IV.

DIAGRAMME DES PLAGES AUDIOMETRIQUES (AUDIOMETRIE TONALE).

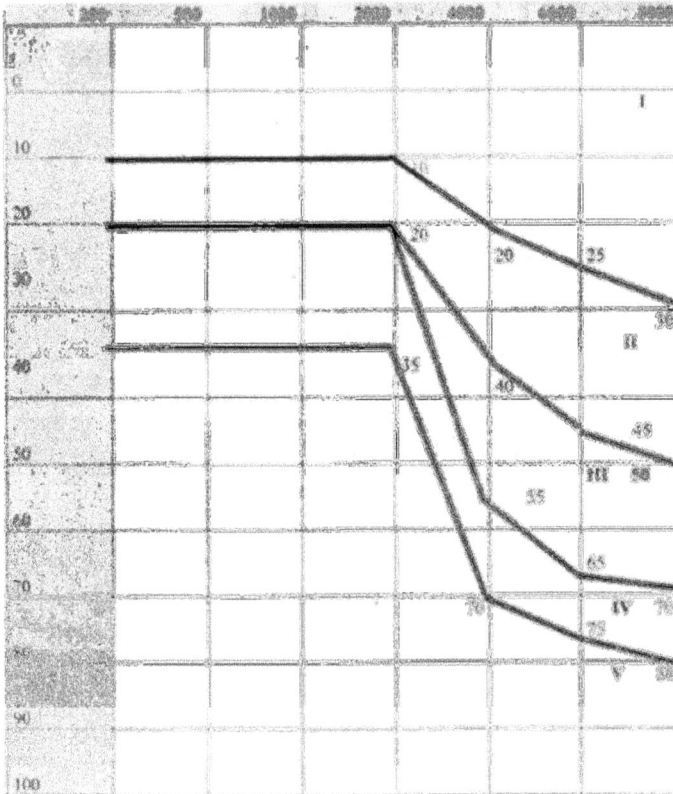

Article 341.

Etablissement du coefficient.

Le coefficient attribué au sigle O exprime la valeur fonctionnelle globale des deux oreilles. Il est donné par simple lecture du tableau à double entrée (tableau V).

TABLEAU V.

DÉTERMINATION DU COEFFICIENT À ATTRIBUER AU SIGLE O.

Acuité auditive de chaque oreille	I	II	III	IV	V
I	1	2	3	4	5
II	2	2	4	5	5
III	3	4	5	5	5
IV	4	5	5	5	6
V	5	5	5	6	6

Article 342.

Cas particuliers.

En visite révisionnelle, l'exploration audiométrique tonale par voie aérienne, donnant un classement O > 3, peut être complétée par une exploration audiométrique vocale.
Lorsque l'intensité, pour laquelle sont atteints les 100 % d'intelligibilité, est, au maximum, de 50 décibels, un classement O = 3 peut être retenu.

CHAPITRE II.

AFFECTIONS ORGANIQUES.

Toute affection aiguë ou non consolidée sera affectée du sigle T.

SECTION A.

Oreille (externe, moyenne, interne).

Article 343.

Généralités.

Les affections de l'oreille peuvent, à elles seules, conditionner l'attribution du coefficient, quelle que soit la valeur fonctionnelle de cet organe. Dans d'autres cas de lésions bénignes, peu évolutives ou stabilisées, ce sera l'acuité auditive restante qui déterminera ce coefficient.

Article 344.		
Affections malformatives.		
a) Mineures : congénitales ou acquises (exostoses)...............	Suivant l'état de l'audition	0
b) Majeures..	4 à 6	0
Article 345.		
Affections inflammatoires de l'oreille externe.		
a) Lésions inflammatoires chroniques et/ou récidivantes ne perturbant pas l'activité du sujet..	2 à 3	0
b) Lésions inflammatoires chroniques et récidivantes nécessitant des soins fréquents...	3 à 4	0
Article 346.		
Lésions inflammatoires de l'oreille moyenne.		
a) Otite séro-muqueuse unilatérale ou bilatérale, avec ou sans drain trans-tympanique...	4	0
b) Perforation tympanique, quel que soit l'aspect, unilatérale ou bilatérale...	3 à 5	0
c) Poche de rétraction tympanique..................................	2 à 5	0
d) Autres formes évolutives d'otite moyenne chronique (otite adhésive)...	4 à 5	0
Article 347.		
Séquelles d'intervention sur l'oreille moyenne.		
a) Greffe tympanique simple ou perforation cicatrisée............	Suivant l'état de l'audition, à l'exclusion de O = 1	0
b) Greffe tympanique simple ou perforation cicatrisée, avec ossiculoplastie :		
– Prothèse ossiculaire...	4 à 5	0
– Matériel autologue...	Suivant l'état de l'audition, à l'exclusion de O = 1	0
c) Séquelle de chirurgie d'état pré-cholestéatomateux ou de cholestéatome :		
– techniques ouvertes..	4 à 6	0
– techniques fermées, après vérification de l'absence de récidive :		
avec prothèse ossiculaire...	4 à 5	0
avec matériel autologue...	Suivant l'état de l'audition, à l'exclusion de O = 1	0
d) Mastoïdectomie :		
– cicatrisée...	Suivant l'état de l'audition	0
– non cicatrisée..	5	0

Article 348.

Otospongiose.

Opérée ou non	4 à 6 Suivant l'état de l'audition	O

Article 349.

Troubles de l'équilibre.

a) Lésions vestibulaires périphériques		
-post-traumatiques, non compensées...............	4 à 5	O
-post-traumatiques, compensées...................	3 à 5	O
b) Maladie de Ménière................................	4 à 5	O
c) Neuronite vestibulaire		
- non compensée...................................	4 à 5	O
- compensée..	3 à 5	O
d) Neurinome de l'acoustique (schwannome vestibulaire)		
- non opéré..	4 à 5	O
- opéré...	Selon séquelles fonctionnelles, à l'exclusion de G = 1	G
e) Lésions centrales : voir titre Neurologie.		

SECTION B.

Fosses nasales, sinus, cavum, oro et hypo-pharynx.

Article 350.

Déformations, malformations, sténoses
acquises ou congénitales du nez, des fosses nasales, des choanes.

a) Sans gêne de la respiration ou de la phonation..........	1 à 2	G
b) Avec gêne modérée de la respiration ou de la phonation.......	2 à 3	G
c) Avec gêne importante et permanente de la respiration, de la phonation ou de la déglutition..........................	4 à 5	G

Article 351.

Hyperréactivité nasale et polypose naso-sinusienne.

a) Hyperréactivité nasale, quelle qu'en soit l'origine, allergique ou vaso-motrice : selon retentissement..........................	2 à 3	G
b) Polypose naso-sinusienne :		
-Polypose naso-sinusienne simple : selon gêne fonctionnelle.........	2 à 5	G
-Polypose associée à un asthme : selon retentissement bronchique. (Voir titre Pneumologie)..................................	A l'exclusion de G 1	G
-Syndrome de Fernand-Widal	5	G

Article 352.

Sinusite.

a) Sinusite chronique sans contexte clinique..................	2	G
b) Sinusite chronique ou récidivante, avec contexte clinique...........	3 à 5	G

VIII. BIBLIOGRAPHIE

1.   Smith JE. The epidemiology of blast lung injury during recent military conflicts: a retrospective database review of cases presenting to deployed military hospitals, 2003-2009. Philos. Trans. R. Soc. Lond., B, Biol. Sci. 2011 janv;366(1562):291–294

2.   Morley MG, Nguyen JK, Heier JS, Shingleton BJ, Pasternak JF, Bower KS. Blast eye injuries: a review for first responders. Disaster Med Public Health Prep 2010 juin;4(2):154–160

3.   Bass CR, Panzer MB, Rafaels KA, Wood G, Shridharani J, Capehart B. Brain Injuries from Blast. Ann Biomed Eng 2011 oct

4.   Aharonson-Daniel L, Klein Y, Peleg K. Suicide bombers form a new injury profile. Ann. Surg. 2006 déc;244(6):1018–1023

5.   Rosenfeld JV, Ford NL. Bomb blast, mild traumatic brain injury and psychiatric morbidity: a review. Injury 2010 mai;41(5):437–443

6.   Œuvres complètes d'Ambroise Paré revues et collationnées sur toutes les éditions, avec les variantes : Paré, Ambroise, 1510-1590

7.   Faugere JM, Debrie JC, Vaillant C, Pascalon JP. Auricular blast in war practice. Apropos of 11 cases. J Fr Otorhinolaryngol Audiophonol Chir Maxillofac 1983 mars;32(3):177–183

8.   Rivière S, Schwoebel V, Lapierre-Duval K, Warret G, Saturnin M, Avan P, Job A, Lang T. Hearing status after an industrial explosion: experience of the AZF explosion, 21 September 2001, France. Int Arch Occup Environ Health 2008 févr;81(4):409–414

9.   de Ceballos JPG, Turégano-Fuentes F, Perez-Diaz D, Sanz-Sanchez M, Martin-Llorente C, Guerrero-Sanz JE. 11 March 2004: The terrorist bomb explosions in Madrid, Spain--an analysis of the logistics, injuries sustained and clinical management of casualties treated at the closest hospital. Crit Care 2005 févr;9(1):104–111

10.   Radford P, Patel HDL, Hamilton N, Collins M, Dryden S. Tympanic membrane rupture in the survivors of the July 7, 2005, London bombings. Otolaryngol Head Neck Surg 2011 nov;145(5):806–812

11.   Carte des opérations extérieures du SSA : http://www.defense.gouv.fr/sante/medecine-operationnelle/carte-des-operations-exterieures/carte-des-operations-exterieures-du-ssa

12.   Makino K, Amatsu M, Kinishi M, Mohri M. Epithelial migration in the healing process of tympanic membrane perforations. Eur Arch Otorhinolaryngol 1990;247(6):352–355

13.   Perrin C, Ky TM, Nguyên VL. Treatment of traumatic ruptures of the tympanic membrane. J Fr Otorhinolaryngol Audiophonol Chir Maxillofac 1983 nov;32(9):565–570

14.   Dirckx JJ, Decraemer WF. Human tympanic membrane deformation under static pressure. Hear. Res. 1991 janv;51(1):93–105

15.   Buffe P, Cudennec YF, Baychelier JL, Grateau P. Laryngeal lesions caused by explosions (laryngeal blasts). Ann Otolaryngol Chir Cervicofac 1987;104(5):379–382

16.   Poncet J-L, Cudennec Y-F, Diard J-P, Rondet P, Buffe P. Les tympanoplasties dans le traitement des séquelles des blasts auriculaires. Annales d'oto-laryngologie et de chirurgie cervico-facial ; 107(6):366–370

17.   Pahor AL. The ENT problems following the Birmingham bombings. J Laryngol Otol 1981 avr;95(4):399–406

18.   Cooper GJ, Maynard RL, Cross NL, Hill JF. Casualties from terrorist bombings. J Trauma 1983 nov;23(11):955–967

19.   Cohen JT, Ziv G, Bloom J, Zikk D, Rapoport Y, Himmelfarb MZ. Blast injury of the ear in a confined space explosion: auditory and vestibular evaluation. Isr. Med. Assoc. J. 2002 juill;4(7):559–562

20.   Ramasamy A, Hill AM, Masouros SD, Gordon F, Clasper JC, Bull AMJ. Evaluating the effect of vehicle modification in reducing injuries from landmine blasts. An analysis of 2212 incidents and its application for humanitarian purposes. Accid Anal Prev 2011 sept;43(5):1878–1886

21.   Ramasamy A, Harrisson SE, Clasper JC, Stewart MPM. Injuries from roadside improvised explosive devices. J Trauma 2008 oct;65(4):910–914

22.   Dougherty PJ. Armored vehicle crew casualties. Mil Med 1990 sept;155(9):417–420

23.   Leibovici D, Gofrit ON, Stein M, Shapira SC, Noga Y, Heruti RJ, Shemer J. Blast injuries: bus versus open-air bombings--a comparative study of injuries in survivors of open-air versus confined-space explosions. J Trauma 1996 déc;41(6):1030–1035

24.   tourisme d'affaires en Provence Cote d'Azur : http://fama2.us.es:8080/turismo/turismonet1/economia

25.   Helzner EP, Patel AS, Pratt S, Sutton-Tyrrell K, Cauley JA, Talbott E, Kenyon E, Harris TB, Satterfield S, Ding J, Newman AB. Hearing sensitivity in older adults: associations with cardiovascular risk factors in the health, aging and body composition study. J Am Geriatr Soc 2011 juin;59(6):972–979

26.   Cruickshanks KJ, Klein R, Klein BE, Wiley TL, Nondahl DM, Tweed TS. Cigarette smoking and hearing loss: the epidemiology of hearing loss study. JAMA 1998 juin;279(21):1715–1719

27.   Fabry DA, Davila EP, Arheart KL, Serdar B, Dietz NA, Bandiera FC, Lee DJ. Secondhand smoke exposure and the risk of hearing loss. Tob Control 2011 janv;20(1):82–85

28.   Pichichero ME, Poole MD. Comparison of performance by otolaryngologists, pediatricians, and general practioners on an otoendoscopic diagnostic video examination. Int. J. Pediatr. Otorhinolaryngol. 2005 mars;69(3):361–366

29.   Ritenour AE, Wickley A, Ritenour JS, Kriete BR, Blackbourne LH, Holcomb JB, Wade CE. Tympanic membrane perforation and hearing loss from blast overpressure in Operation Enduring Freedom and Operation Iraqi Freedom wounded. J Trauma 2008 févr;64 :S174–178

30.   Miller ISM, McGahey D, Law K. The otologic consequences of the Omagh bomb disaster. Otolaryngol Head Neck Surg 2002 févr;126(2):127–128

31.   Mrena R, Pääkkönen R, Bäck L, Pirvola U, Ylikoski J. Otologic consequences of blast exposure: a Finnish case study of a shopping mall bomb explosion. Acta Otolaryngol. 2004 oct;124(8):946–952

32.   Bruins WR, Cawood RH. Blast injuries of the ear as a result of the Peterborough lorry explosion: 22 March 1989. J Laryngol Otol 1991 nov;105(11):890–895

33.   Shussman N, Mintz A, Zamir G, Shalev A, Gazala MA, Rivkind AI, Isenberg Y, Bala M, Almogy G. Posttraumatic stress disorder in hospitalized terrorist bombing attack victims. J Trauma 2011 juin;70(6):1546–1550

34.   Hinton DE, Chhean D, Pich V, Hofmann SG, Barlow DH. Tinnitus among Cambodian refugees: relationship to PTSD severity. J Trauma Stress 2006 août;19(4):541–546

35.   Scherer MR, Burrows H, Pinto R, Littlefield P, French LM, Tarbett AK, Schubert MC. Evidence of central and peripheral vestibular pathology in blast-related traumatic brain injury. Otol. Neurotol. 2011 juin;32(4):571–580

36.   Van Campen LE, Dennis JM, King SB, Hanlin RC, Velderman AM. One-year vestibular and balance outcomes of Oklahoma City bombing survivors. J Am Acad Audiol 1999 oct;10(9):467–483

37.   Hoffer ME, Balaban C, Gottshall K, Balough BJ, Maddox MR, Penta JR. Blast exposure: vestibular consequences and associated characteristics. Otol. Neurotol. 2010 févr;31(2):232–236

38.   Akin FW, Murnane OD. Head injury and blast exposure: vestibular consequences. Otolaryngol. Clin. North Am. 2011 avr;44(2):323–334

39.   Kerr AG, Byrne JE. Concussive effects of bomb blast on the ear. J Laryngol Otol 1975 févr;89(2):131–143

40.   Kerr AG. Trauma and the temporal bone. The effects of blast on the ear. J Laryngol Otol 1980 janv;94(1):107–110

41.   Cudennec YF, Lory D, Poncet JL, Christiau R, Cohat JP, Buffe P, Grateau P. Les lésions auriculaires par blast: aspects actuels et étude de 200 cas. Annales d'oto-laryngologie et de chirurgie cervico-faciale ;103(5):335–341

42.   Pommier H. Le blast auriculaire : aspects actuels et place de la réparation chirurgicale (à propos de 80 cas de perforations séquellaires). Thèse 1992

43.   Ritenour AE, Wickley A, Ritenour JS, Kriete BR, Blackbourne LH, Holcomb JB, Wade CE. Tympanic membrane perforation and hearing loss from blast overpressure in Operation Enduring Freedom and Operation Iraqi Freedom wounded. J Trauma 2008 févr;64(2 Suppl):S174–178

44.   Patow CA, Bartels J, Dodd KT. Tympanic membrane perforation in survivors of a SCUD missile explosion. Otolaryngol Head Neck Surg 1994 févr;110(2):211–221

45.   Cudennec Y-F, Poncet J-L, Buffe P. Blast auriculaire ; http://www.em-consulte.com/article/1209/resultatrecherche/1

46.   Harrison CD, Bebarta VS, Grant GA. Tympanic membrane perforation after combat blast exposure in Iraq: a poor biomarker of primary blast injury. J Trauma 2009 juill;67(1):210–211

47.   Sprem N, Branica S, Dawidowsky K. Tympanoplasty after war blast lesions of the eardrum: retrospective study. Croat. Med. J. 2001 déc;42(6):642–645

48.   Sudderth ME. Tympanoplasty in blast-induced perforation. Arch Otolaryngol 1974 mars;99(3):157–159

49.   Kaffel N, Jlassi N, Selmi Z, Boulakbeche R, Lahiani R, Nejah D, Ben Saleh M, Hajri H, Ferjaoui M. : Traumatic perilymphatic fistulae : about 13 cases. Tunis Med 2011 mai ; 89(5):471–475

50.   Roguet E, Poncet JL, Verdalle P, Courtois A, Kossowski M, Raynal M. Fistules périlymphatiques traumatiques et sports. Revue de laryngologie, d'otologie et de rhinologie.p. 315-322

51.   Goto F, Ogawa K, Kunihiro T, Kurashima K, Kobayashi H, Kanzaki J. Perilymph fistula--45 case analysis. Auris Nasus Larynx 2001 janv;28(1):29–33

52.   Prisman E, Ramsden JD, Blaser S, Papsin B. Traumatic perilymphatic fistula with pneumolabyrinth: diagnosis and management. Laryngoscope 2011 avr;121(4):856–859

53.	Verret C, Matras-Maslin V, Haus R, Berger F, Texier G, A, Mayet, Decam C, Richard V, Viance P, Poncet J-L, Spiegel A. Traumatismes sonores aigus dans les armées : Résultats de la surveillance épidémiologique de 2002 à 2004. Médecine et armées 34(5):431–435

54.	Bouccara D, Ferrary E, Sterkers O. Effects of noise on inner ear. Med Sci (Paris) 2006 nov;22(11):979–984

55.	STAT, sect. ergonomique, FRA, Hôp. Val-de-Grâce, FRA, P G, A C. Etude épidémiologique des seuils auditifs en milieu militaire : résultats préliminaires obtenus auprès des personnels de l'Armée de terre 1988-1991. Revue internationale des services de santé des forces armées 1992;65(4-6):112–119.

56.	Helling ER. Otologic blast injuries due to the Kenya embassy bombing. Mil Med 2004 nov;169(11):872–876

57.	Cudennec YF, Saissy JM, Poncet JL, Rondet P, Almanza L, Rouvin B. Ondes de souffle : blasts aérien et liquidien. Journal européen des urgencies ;9(2):77–87

58.	Job A, Raynal M, Rondet P. Hearing loss and use of personal stereos in young adults with antecedents of otitis media. The Lancet 1999 janv;353(9146):35

59.	Jang T-W, Kim B-G, Kwon Y-J, Im H-J. The association between impaired fasting glucose and noise-induced hearing loss. J Occup Health 2011 août;53(4):274–279

60.	Aktaş D, Kutlu R. The relationship between traumatic tympanic membrane perforations and pneumatization of the mastoid. ORL J. Otorhinolaryngol. Relat. Spec. 2000 déc;62(6):311–315

61.	Wu J, Liu B, Fan J, Zhu Q, Wu J. Study of protective effect on rat cochlear spiral ganglion after blast exposure by adenovirus-mediated human β-nerve growth factor gene. Am J Otolaryngol 2011 févr;32(1):8–12

62.	Breeze J, Gibbons AJ, Hunt NC, Monaghan AM, Gibb I, Hepper A, Midwinter M. Mandibular fractures in British military personnel secondary to blast trauma sustained in Iraq and Afghanistan. Br J Oral Maxillofac Surg 2011 déc;49(8):607–611

63.	Shuker ST. The effect of a blast on the mandible and teeth: transverse fractures and their management. Br J Oral Maxillofac Surg 2008 oct;46(7):547–551

64.	Waterworth TA, Carr MJ. An analysis of the post-mortem findings in the 21 victims of the Birmingham pub bombings. Injury 1975 nov;7(2):89–95

65.	Weisel G, Pillekamp H. [Treatment of gunpowder tattoo and foreign bodies after blast injuries]. HNO 2011 août;59(8):807–810

66.	Peleg K, Liran A, Tessone A, Givon A, Orenstein A, Haik J. Do burns increase the severity of terror injuries? J Burn Care Res 2008 déc;29(6):887–892

67.	Haik J, Tessone A, Givon A, Liran A, Winkler E, Mendes D, Goldan O, Bar-Meir E, Regev E, Orenstein A, Peleg K. Terror-inflicted thermal injury: A retrospective analysis of burns in the Israeli-Palestinian conflict between the years 1997 and 2003. J Trauma 2006 déc;61(6):1501–1505

68.	Peters P. Primary blast injury: an intact tympanic membrane does not indicate the lack of a pulmonary blast injury. Mil Med 2011 janv;176(1):110–114

69.	Cudennec YF. Blast laryngotrachéal : http://www.em-consulte.com/article/1325/resultatrecherche/2

70.	Reber A, Hauenstein L, Echternach M. Laryngopharyngeal morbidity following general anaesthesia. Anaesthesiological and laryngological aspects. Anaesthesist 2007 févr;56(2):177–189; quiz 190–191

71.	Wightman JM, Gladish SL. Explosions and blast injuries. Ann Emerg Med 2001 juin;37(6):664–678

142

72. Meltser I, Canlon B. Protecting the auditory system with glucocorticoids. Hear. Res. 2011 nov;281(1-2):47–55

73. Casanova F. Traumatisme sonore aigu, étude des pratiques thérapeutiques et préventives auprès de 111 médecins d'unité. Médecine et Armées 2011. 215-26

74. Petersen K, Riddle MS, Danko JR, Blazes DL, Hayden R, Tasker SA, Dunne JR. Trauma-related infections in battlefield casualties from Iraq. Ann. Surg. 2007 mai;245(5):803–811

75. Cutolo M, Seriolo B, Pizzorni C, Secchi ME, Soldano S, Paolino S, Montagna P, Sulli A. Use of glucocorticoids and risk of infections. Autoimmun Rev 2008 déc;8(2):153–155

76. Markou K, Nikolaou A, Petridis DG, Vlachtsis KC, Kouloulas A, Daniilidis IC. Evaluation of various therapeutic schemes in the treatment of tinnitus due to acute acoustic trauma. Kulak Burun Bogaz Ihtis Derg 2004;12(5-6):107–114

77. Kansu L, Ozkarakas H, Efendi H, Okar I. Protective effects of pentoxifylline and nimodipine on acoustic trauma in Guinea pig cochlea. Otol. Neurotol. 2011 août;32(6):919–925

78. Preckel MP, Dégoute CS, Dubreuil C, Boulud B, Tassard AM, Banssillon V. Effects of buflomedil and naftidrofuryl on the human cochlear microcirculation measured by laser-Doppler. Rev Laryngol Otol Rhinol (Bord) 1995;116(1):69–72

79. Sendowski I. Magnesium therapy in acoustic trauma. Magnes Res 2006 déc;19(4):244–254

80. Attias J, Weisz G, Almog S, Shahar A, Wiener M, Joachims Z, Netzer A, Ising H, Rebentisch E, Guenther T. Oral magnesium intake reduces permanent hearing loss induced by noise exposure. Am J Otolaryngol 1994 févr;15(1):26–32

81. Kopke R, Bielefeld E, Liu J, Zheng J, Jackson R, Henderson D, Coleman JKM. Prevention of impulse noise-induced hearing loss with antioxidants. Acta Otolaryngol. 2005 mars;125(3):235–243

82. Henderson D, McFadden SL, Liu CC, Hight N, Zheng XY. The role of antioxidants in protection from impulse noise. Ann. N. Y. Acad. Sci. 1999 nov;884:368–380

83. Dehne N, Lautermann J, ten Cate WJ, Rauen U, de Groot H. In vitro effects of hydrogen peroxide on the cochlear neurosensory epithelium of the guinea pig. Hear. Res. 2000 mai;143(1-2):162–170

84. Seidman M, Babu S, Tang W, Naem E, Quirk WS. Effects of resveratrol on acoustic trauma. Otolaryngol Head Neck Surg 2003 nov;129(5):463–470

85. Pourbakht A, Yamasoba T. Ebselen attenuates cochlear damage caused by acoustic trauma. Hear. Res. 2003 juill;181(1-2):100–108

86. Ducoureau JP, Hernandez E, Bronstein JA, Borne M, Lévêque JP, Saissy JM. Antibioprophylaxie en chirurgie de guerre. Journal européen des urgences ;10(1):15–19

87. Hôpital central de l'armée, DZA, Hôpital militaire régional de Ouargla P B 498 Ouargla, DZA, K K. Blasts auriculaires en milieu militaire. Revue internationale des services de santé des forces armées 2009;82(4)

88. Buyten J, Kaufman G, Ryan M. Effects of Ciprofloxacin/Dexamethasone and Ofloxacin on Tympanic Membrane Perforation Healing. Otol. Neurotol. 2007 oct;28(7):887–890

89. Braverman I, Wexler D, Oren M. A novel mode of infection with hepatitis B: penetrating bone fragments due to the explosion of a suicide bomber. Isr. Med. Assoc. J. 2002 juill;4(7):528–529

90. Clint BD. Force protection and infectious risk mitigation from suicide bombers. Mil Med 2009 juill;174(7):709–714

143

91.   Simdon J, Watters D, Bartlett S, Connick E. Ototoxicity associated with use of nucleoside analog reverse transcriptase inhibitors: a report of 3 possible cases and review of the literature. Clin. Infect. Dis. 2001 juin;32(11):1623–1627

92.   Stenfors LE. Repair of tympanic membrane perforations using hyaluronic acid: an alternative to myringoplasty. J Laryngol Otol 1989 janv;103(1):39–40.

93.   Buffe P, Cudennec Y, Poncet JL, Kossowski M. Les effets des ondes de souffle sur l'oreille. Evolution des lésions et séquelles. Médecine aéronautique et spatiale ;31(121):38–41

94.   Gouzy J, Stipon J, Drevet D. Changes in the tympanic membarne caused by blast effect and their anatomical development. A propos of 200 cases. J Fr Otorhinolaryngol Audiophonol Chir Maxillofac 1968 juin;17(6):469–475

95.   Yildirim N, Sahan M. Delayed surgical treatment of traumatic hearing loss due to ossicular disruption. B-ENT 2008;4(4):207–213

96.   Meriot P, Veillon F, Garcia JF, Nonent M, Jezequel J, Bourjat P, Bellet M. CT appearances of ossicular injuries. Radiographics 1997 déc;17(6):1445–1454

97.   Tringali S, Céruse P, Zaouche S, Dubreuil C. Traumatic luxation of the stapes: radiology and surgical outcome. Ann Otolaryngol Chir Cervicofac 2006 déc;123(6):340–343

98.   Lagouros PA, Langer BG, Peyman GA, Mafee MF, Spigos DG, Grisolano J. Magnetic resonance imaging and intraocular foreign bodies. Arch. Ophthalmol. 1987 avr;105(4):551–553

99.   Meriot P, Marsot-Dupuch K. Imaging of post-traumatic tinnitus, vertigo and deafness. J Radiol 1999 déc;80(12 Suppl):1780–1787

100.   Wolf M, Kronenberg J, Ben-Shoshan J, Roth Y. Blast injury of the ear. Mil Med 1991 déc;156(12):651–653

101.   Wolf M, Megirov L, Kronenberg J. Multifocal cholesteatoma of the external auditory canal following blast injury. Ann. Otol. Rhinol. Laryngol. 1999 mars;108(3):269–270

102.   Goldfarb A, Eliashar R, Gross M, Elidan J. Middle cranial fossa cholesteatoma following blast trauma. Ann. Otol. Rhinol. Laryngol. 2001 nov;110(11):1084–1086

103.   Aralaşmak A, Dinçer E, Arslan G, Cevikol C, Karaali K. Posttraumatic labyrinthitis ossificans with perilymphatic fistulization. Diagn Interv Radiol 2009 déc;15(4):239–241

104.   LeBourgeois HW 3rd, Anand VK, McAuley JR, Dickman JD, Malphurs O Jr. Effect of tympanic perforations on the detection of distortion-product otoacoustic emissions. Ear Nose Throat J 2000 août;79(8):610–612, 614–616, 618

105.   Pratt H, Goldsher M, Netzer A, Shenhav R. Auditory brainstem evoked potentials in blast injury. Audiology 1985;24(4):297–304

106.   Nishino LK, Granato L, Taguchi CK. Air stimulation in tympanic perforation: inverted nystagmus study. Braz J Otorhinolaryngol 2009 juin;75(3):407–413

107.   Suc B, Poulet M, Asperge A, Vix J, Berberot J-P, Doucet F. Evolution clinique des traumatismes sonores aïgus. Bilan d'une étude de 250 cas. Annales d'oto-laryngologie et de chirurgie cervico-faciale ;111(6):319–324

108.   Mingoutaud L, Labadie P, Vincey P. Comparaison de différents traitements des traumatismes sonores aigüs. Revue de laryngologie, d'otologie et de rhinologie 119(2):129–134

109.   Giroult I. Récupération auditive après traumatisme sonore aigu: à propos de 105 patients traités par corticothérapie parentérale. 2003

110.   Casanova F, Saroul N, Nottet J-B. Prévention des traumatismes sonores aigus à l'unité. Résultats d'une enquête menée auprès de 1315 militaires en activité dans l'armée de Terre. Médecine et armées ;39(1):63–69

111.   F C, N S, J.-B N. Traumatisme sonore aigu: étude des pratiques thérapeutiques et préventives auprès de 111 médecins d'unités. Médecine et armées 2011;39(3):205–214.

112.   Pascal H, Karl B, Véronique Z, Pierre NAZ. Les équipements de protection individuelle contre le bruit en milieu opérationnel militaire: Partie 2: Dualité protection et communication. Acoustique & techniques 2011;(66):15–19

113.   Killion MC, Monroe T, Drambarean V. Better protection from blasts without sacrificing situational awareness. Int J Audiol 2011 mars;50 Suppl 1:S38–45

114.   Fonds de garantie des victimes des actes de terrorisme et d'autres infractions - http://fr.wikipedia.org/wiki/Fonds

115.   Code des assurances - Section I : Indemnisation des victimes des actes de terrorisme et d'autres infractions.   http://www.codes-et-lois.fr/code-des-assurances/toc-organisations-regimes-particuliers-assurance-fonds-garantie

116.   Code des pensions militaires d'invalidité et des victimes de la guerre. http://textes.droit.org/code/pensions_militaires_invalidite_victimes_guerre/

117.   Gapany-Gapanavicius B, Brama I, Chisin R. Early repair of blast ruptures of the tympanic membrane. J Laryngol Otol 1977 juill;91(7):565–573

118.   Winerman I, Man A, Segal S. Early repair of traumatic perforations of the tympanic membrane in children. Int. J. Ped

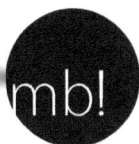

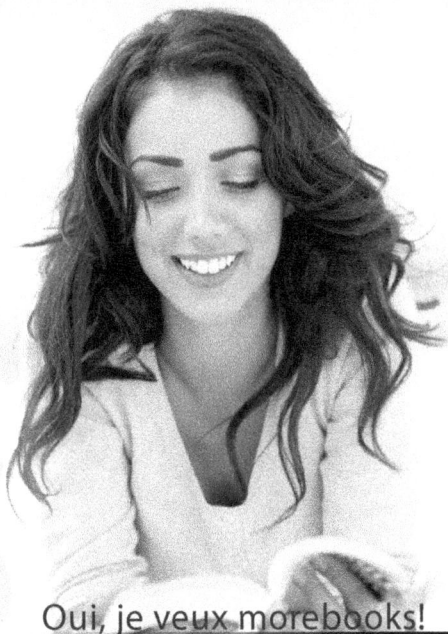

www.ingramcontent.com/pod-product-compliance
Lightning Source LLC
Chambersburg PA
CBHW021102210326
41598CB00016B/1291